高齢者介護に役立つ
ハーブとアロマ

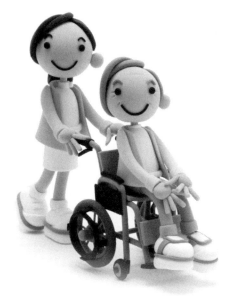

グリーンフラスコ研究所
林 真一郎／今 知美
〔著〕

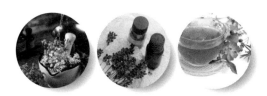

東京堂出版

心身の健康と
介護現場を支える植物の力

グリーンフラスコ研究所　薬剤師
林 真一郎

　わが国は世界に類をみないスピードで超高齢社会を迎えました。活力ある社会を維持するには健康長寿社会の実現が求められています。そうした中でわが国だけでなく先進国のあいだで大きな注目を集めているのが本書で取り上げるハーブやハーブの香り成分である精油がもつ様々な機能です。

　医薬品は急性疾患や感染症にはとても頼りになりますが慢性疾患や心の病に対しては残念ながらあまりうまく対応できないケースもあります。特に高齢者は複数の疾患や症状を抱えることが多いため服用する医薬品の数が増え、また肝機能や腎機能が衰えているため医薬品の有害作用が生じやすいのです。

　その一方で例えばジャーマンカモミールティーは医薬品に比べて作用は弱いものの、胃腸の不調や皮膚のトラブル、冷え症や不眠など複数の症状に効果が期待できます。ハーブと言うと「おばあちゃんの知恵袋」的なイメージをもたれますが実は世界中で科学的な研究が行われ、有効性や安全性が再評価されています。その意味で植物療法は「古くて新しい療法」といえるでしょう。一例をあげれば欧州ではイチョウ葉のエキスは認知症の治療薬として、黒ブドウ葉のエキスは循環器系の疾患の治療薬として認可されています。わが国でもローズマリーやラベンダーの精油を用いた認知症予防の臨床応用に期待が高まっています。

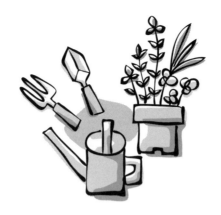

　こうした流れをうけて最近では介護施設でアロマセラピーのハンドマッサージなどが行われるケースが増加しています。このようなケースでは精油やマッサージによる効果はもちろんのこと予期しない効果が得られることがよくあります。それは介護を受けているご本人と施術を行う者との間で快い香りに包まれながら自然に会話が生まれ、互いに理解が深まることです。どうやら植物にはコミュニケーションを円滑にする効果があるようです。

　さて今後は介護の現場で鉢植えやプランターでもよいのでハーブの栽培にチャレンジしていただきたいと思います。育ったハーブは乾燥させてハーブティーにしたりクラフト作りに利用します。生のままお料理に使うのもよいでしょう。最近では簡易な蒸留器も手に入りますから精油を蒸留して得ることも可能です。こうした試みは身近な園芸療法ともいえます。生き物との交流は生命力を高め、自らの生き甲斐となってQOL（クォリティーオブライフ〜生活の質や生命の質）を高めます。

　ところで植物療法は本書でも取り上げたように介護を受けているご本人だけでなくケアラーさん（ケアを提供する者）にも活用していただきたいと思います。ケアラーさんの心身の健康度が高いことは介護の質の高さに直結するからです。

　ハーブや精油がもつ心とからだ、そしてそれを取り巻く環境に対するホリスティックな力をぜひ皆様で活用していただきたいと思います。

高齢者介護に役立つハーブとアロマ

CONTENTS

心身の健康と介護現場を支える植物の力
　　　　　　　　　　グリーンフラスコ研究所　林 真一郎　　i

第1章　高齢化の背景と介護保険制度、介護保険サービス　‥‥ 2
1 日本の高齢化の背景　2
　高齢化の背景／介護保険制度導入の背景
2 介護保険制度の概要　4
　介護保険とは／介護保険の目的／介護保険の基本理念／介護保険サービスの対象者
3 介護保険サービス　5
　サービスの利用／介護保険サービスの種類／地域包括支援センターと地域支援事業について／介護保険サービスに関わる職種と業務内容

第2章　高齢者の健康づくり・介護予防　‥‥‥‥‥‥‥‥ 8
1 老化と高齢者の特徴　8
　老化とは／高齢者の特徴と心身の変化／高齢者に多い疾患／高齢期の発達課題
2 健康づくりの基本　11
　健康とは／高齢者の健康づくりの基本／日常生活の観察のポイント／リスク管理と事故予防／高齢者によくある体調不良と救急対応

3 介護予防について　19
介護予防とは／介護予防事業について

第3章　高齢者介護の基本理念　20
1 介護の定義・理念　20
介護とは／介護の理念／医療モデルと生活モデル／介護の内容／介護ワゴン
2 高齢者ケア（介護・健康づくり）にあたって　25
高齢期の心理とその背景の理解／対象理解とホリスティックな視点／ニーズに沿ったケアとQOLケア／自己決定を支援するケア

第4章　高齢者介護の実践　28
1 環境衛生と感染症予防　28
環境衛生の基本／感染症の基礎知識／感染症予防の基礎知識と対策
2 認知症ケア　37
認知症について／認知症の対応・治療と非薬物療法／認知症の予防／認知症のケアのポイント
3 スキンケア　47
高齢者の皮膚の特徴と皮膚疾患／褥瘡について／高齢者へのスキンケアのポイント
4 心のケア　58

高齢者の心理／心の病気とケア

5 高齢者にみられる病気　71

消化器系／代謝系／循環器系／呼吸器系／泌尿器系／その他のよくある体調不良

第5章　高齢者への植物療法の意義 ････････････････ 85

1 高齢者に対する植物療法の基本　85

植物療法の定義と範囲

2 高齢者ケアの植物療法の社会的背景　87

健康転換／介護領域での治療やケアの目標

3 介護領域の植物療法の有効性と有用性　88

高齢者が抱える健康上の特徴と、植物療法の活用／老年症候群に対するメディカルハーブの有効性・活用性

4 EBMとNBM　89

EBMの定義／EBMを実践するための3要素／メディカルハーブのエビデンスレベル／臨床応用上のカテゴリー／NBM〜物語に基づく医療

5 高齢者に植物療法を導入するときのリスク管理　93

日常的なリスク管理／医薬品との相互作用

第6章　介護・ケアラーケアに役立つ植物療法 ････････ 96

1 環境衛生と感染症予防　96

清潔・衛生管理／免疫力・自然治癒力の向上／口腔衛生／風邪予防・初期対応

> **レシピ** 消臭アロマスプレー 97／アロマ手指清潔ジェル 98／口腔ケア用マウスウォッシュ 100／風邪予防エキナセアチンキ 102／ハイビスカスビネガー 103

2 脳の活性化と認知症ケア 104

脳の活性化・認知症予防に／抗酸化物質の摂取に／認知症の周辺症状へのケアに

> **レシピ** 脳の刺激＆リラックス用アロマ芳香浴 106／ジャーマンカモミールのミルクティー 107

3 スキンケア 108

乾燥予防・ケア／かゆみ対策／軽度の褥瘡／水虫予防

> **レシピ** スキンケア用カレンデュラ浸出油 108／カレンデュラ軟膏 110／皮膚の保湿用クロモジウォーター 111／皮膚の保湿用ラベンダーオイルローション 111／水虫予防・ケアレシピ 115

4 心のケア 116

軽度うつ／不眠／ストレスへの適応力の向上／イライラ／不安

> **レシピ** アロマハンドマッサージ油 117／ハーブ手浴 119／ハーブサシェ 120／アロマバスソルト 121

5 高齢者にみられる不調と役立つハーブ・アロマ 122

消化器系／代謝系／循環器系／呼吸器系／泌尿器系／痛み

第7章　ケアラーケアと植物療法 ………………… 125

1　ケアラーについて　125
ケアラーとは／ヤングケアラーとは／ケアラーの悩み・健康問題／ケアの双方向性について

2　高齢者の虐待問題について　130
虐待について

3　日本のケアラー支援の現状と海外のケアラー支援　131
日本のケアラーケア／海外のケアラー支援

4　ケアラーの健康づくりと植物療法　134
ケアラーケアの心構え／ケアラーの健康づくり／生活習慣病予防・早期発見と対応／更年期障害予防・早期発見と対応

第8章　介護に役立つハーブとアロマ ………………… 142

1　介護に役立つハーブ　142
アーティチョーク、アンジェリカ、イチョウ／ギンコウ、ウスベニアオイ、エキナセア、エゾウコギ、エルダーフラワー、オレンジフラワー、カレンデュラ、クミスクチン、クランベリー、グリーンティー(緑茶)、クロブドウ(黒葡萄)、サフラン、ジャーマンカモミール、ジンジャー、スギナ／ホーステール、セージ、セントジョンズワート、ソウパルメット、タイム、ダンディライオン、ドクダミ、ネトル、ハイビスカス、パッションフラワー、パンプキンシード、ペパーミント、ホーソン、マシュマロウ／アルテア、

マルベリー、マレイン、ラベンダー、リンデン、ローズ、ローズヒップ、ローズマリー、和ハッカ(和薄荷)

2 介護に役立つアロマ　　164

イランイラン、オレンジ、オレンジフラワー／ネロリ、グレープフルーツ、クロモジ(黒文字)、ゲットウ(月桃)、サイプレス、ジュニパー、ショウノウ(樟脳)、ティートリー、ヒノキ(檜)、ヒバ、ペパーミント、メリッサ／レモンバーム、モミ／トドマツ、ユーカリ、ユズ(柚子)、ラベンダー、レモン、レモングラス、ローズ、ローズマリー、ローマンカモミール、和ハッカ(和薄荷)

3 介護に役立つ植物療法に使う素材　　176

クロモジウォーター、ローズウォーター、マカダミアナッツ油、ホホバ油、白色ワセリン、ミツロウ、マリナジェル、無水エタノール、ウォッカ、精製水

巻末資料　植物療法の基礎知識　　179
参考文献　　187

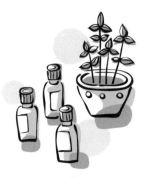

◆注意

- 本書で紹介するハーブとアロマセラピーの活用法は、医療や医薬品の代わりに使用されるべきものではありません。本書で紹介している植物療法は、個人の体質やコンディション、利用法などによっては健康に障る可能性もあります。必要に応じて医療従事者にアドバイスを仰ぐことをおすすめいたします。

- 本書が医師によるアドバイスに代わるものではないということに留意し、健康面での諸症状については、医師やヘルスケア専門の有資格者にご相談ください。
  ハーブと精油は自己の責任において利用し、万が一本書を参考に植物療法を利用していかなる結果がもたらされた場合も、出版社ならびに著者は一切の責任を負いかねますので、ご了承ください。

高齢者介護に役立つ
ハーブとアロマ

第1章

高齢化の背景と介護保険制度、介護保険サービス

❶ 日本の高齢化の背景

> **チェックポイント**
> わが国では、高齢化の過程でどのような問題が生じ、介護保険制度が導入されてきたのか確認しましょう。

1 高齢化の背景

　日本人の人口は、戦後急速に増加し平成22年まで増加し続けていました。しかし、26年の実績値では人口が減少傾向に転じ、今後長期の人口減少過程に入るといわれています。高齢化率（65歳以上人口の総人口に占める割合）は、昭和25年には5％でしたが、45年に7％で高齢化社会に到達し、平成6年には高齢社会といわれる14％に達しました。高齢化率が7％から14％に達した期間の国際比較では、フランスは115年、スェーデンは89年かかっているのに比べ、日本はわずか24年しかかかっておらず、急速に高齢化が進行したことがわかります。さらに、平成19年には高齢化率が21％の超高齢者社会に到達し、72年には39.9％になると予測されています。この値は、国民の約2.5人に1人が65歳以上という数字です。また、高齢化率は都道府県で大きな差があります。

2 介護保険制度導入の背景

　介護保険が導入される以前は、老人福祉制度や老人医療制度による支援がありながらも、介護は主に家族や親類、隣近所の助け合い等による自助努力の中で行われてきました。しかし、高齢化が進むにつれて、要介護高齢者の増加や介護の長期化・重症化、および少子化に伴う家族介護の限界などにより、社会全体で介護を支える必要性が出てきました。さらに、制度上の様々な問題が生じていました。それは、老人福祉制度においては、サービス提供者が市町村で

あり、利用者の自己決定権や選択が限られていたこと、サービス内容が不十分であったこと等です。また、老人保健施設や療養型病床群での社会的入院による医療費の増大、療養や生活の場としての体制が不十分等の問題がありました。このような背景があり、平成9年に介護保険法が成立、12年より介護保険制度が施行されました（表-1、2）。

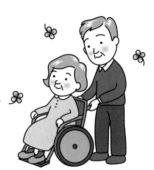

❶ 高齢者保健福祉政策の流れ

表-1　年代別高齢者保健福祉政策

年　代	主な政策
1960年代 高齢者福祉政策の始まり	1963年　老人福祉法制定 ●特別養護老人ホーム創設・ホームヘルパー法制化
1970年代 老人医療費の増大	1973年　老人医療費無料化
1980年代 寝たきり老人の社会的問題化等	1982年　老人保健法の制定 1989年　施設整備と在宅福祉の推進
1990年代	1994年　在宅介護の充実 1997年　介護保険法成立
2000年代	2000年　介護保険施行

資料　厚生労働省　老健局　総務課（平成25年）「公的介護保険制度の現状と今後の役割」より作成

表-2　従来の制度と介護保険制度の違い

従来の制度	介護保険制度
市町村がサービスを決定	利用者や家族が自分でサービスの種類や業者を選ぶ
医療サービスと福祉サービスを別々に申し込む	ケアプランのもとに、総合的に医療と福祉サービスを利用する
サービス機関は市町村等公的な機関のみ	NPO、社会福祉協議会、民間企業など多様な事業者
中高所得者にとって利用者負担が重い	所得に限らず、1割の利用者負担（ただし、一定以上の所得者は2割負担）※

※負担割合は今後変更になる可能性があります。利用前にご利用者様ご自身でご確認ください。

❷ 介護保険制度の概要

> **チェックポイント**
> わが国における介護保険制度について確認しましょう。

1 介護保険とは

　介護保険は、「介護が必要な状態にある高齢者とその家族を、社会全体で支える社会保険制度」（島津 淳監、金田 弘 編著「新訂版　介護保険制度のしくみがカンタンにわかる本」厚有出版、2012年）です。

2 介護保険の目的

　介護保険の目的は、介護保険法第1条に明文化されています。

介護保険法第1条（目的）この法律は、加齢に伴って生ずる心身の変化に起因する疾病等により要介護状態となり、入浴、排せつ、食事等の介護、機能訓練並びに看護及び療養上の管理その他の医療を要する者等について、これらの者が尊厳を保持し、その有する能力に応じ自立した日常生活を営むことができるよう、必要な保健医療サービス及び福祉サービスに係る給付を行うため、国民の共同連帯の理念に基づき介護保険制度を設け、その行う保険給付等に関して必要な事項を定め、もって国民の保健医療の向上及び福祉の増進を図ることを目的とする。

3 介護保険の基本理念

　介護保険の基本理念は、高齢者自身の主体性および自己決定を尊重し、予防やリハビリテーションを重視することで、本人の残存能力を活かし、できる限り要介護状態の軽減・悪化予防を目指します。さらに、在宅ケアを推進し、できる限り本人の望む場所で、望むような生活ができるよう、医療・介護の様々なサービスを切れ目なく提供し、社会全体で支えQOLの向上を目指します。

4 介護保険サービスの対象者

　介護保険の対象者は、「40歳以上の日本国内に住所を有する人」と定めら

れており、第1号被保険者（65歳以上）と、第2号被保険者（40～64歳の医療保険加入者）に区分されます。第2号被保険者は、要支援・要介護になった状態が、末期がん・関節リウマチ等の特定疾病※による場合に該当となります。

❸ 介護保険サービス

> **チェックポイント**
> 介護保険サービスの内容について確認しましょう。

1 サービスの利用

❶ 介護保険サービス利用の流れ

　介護が必要な状態になると、まずは市町村の窓口（または地域包括支援センター等の窓口）で申請をし、要介護認定を受ける必要があります。要介護認定には、訪問調査員による聞き取り調査から、コンピューターで1次判定を行います。1次判定の結果および主治医意見書等をもとに、市区町村に設置される介護認定審査会（保健・福祉・医療の専門家で構成）で2次判定を行い、市区町村が申請者に対し要介護認定の結果通知を行います。

　要介護認定では、非該当となる場合、要支援1・2、要介護1～5までの認定区分となり、要支援・要介護と認定された方は、認定区分ごとに定められた支給限度額の範囲内で介護予防サービス、介護保険サービスを活用できます。主に、居宅介護サービス（訪問介護、訪問看護、ショートステイ等）、施設サービス、地域密着型サービスを利用することができます（表-3）。

❷ ケアプラン

　ケアプランとは、介護サービスおよび介護予防サービスを利用する上で、本人の自立支援・介護予防や健康管理、QOLの向上および家族の介護負担の軽減を目的とした介護サービス利用計画書です。サービスを開始するにあたり、主にケアマネージャーが本人のニーズや家族の介護負担を勘案し、ケアプラン

※　特定疾病：末期がん・関節リウマチ・筋萎縮性側索硬化症（ALS）・後縦靱帯骨化症・骨折を伴う骨粗鬆症・初老期における認知症・パーキンソン関連疾患・脊髄小脳変性症・脊柱管狭窄症・早老症・多系統萎縮症・糖尿病性神経障害、腎症、網膜症・脳血管疾患・閉塞性動脈硬化症・慢性閉塞性肺疾患・両側の膝関節または股関節に著しい変化を伴う変形性関節症

を立て、ケアプランを経て多職種連携に基づき、医療・介護サービスが提供されます。

2 介護保険サービスの種類

介護保険サービスは、介護度別にサービス利用限度額が決まっており、その限度額の範囲内で、介護予防サービス（要支援1・2）、介護サービス（要介護1～5）の居宅サービスと施設サービス、地域密着型サービスを利用することができます。

表-3　介護保険サービス

	介護予防サービス（要支援1・2）	介護サービス（要介護1～5）
居宅サービス	介護予防訪問介護、介護予防訪問看護、介護予防訪問入浴介護等	訪問介護・訪問看護・訪問入浴介護・訪問リハビリ等
	デイサービス、通所リハビリ	デイサービス、通所リハビリ
	ショートステイ	ショートステイ
	福祉用具貸与・購入、住宅改修	福祉用具貸与・購入、住宅改修
施設サービス	無	特別養護老人ホーム・老人保健施設・介護療養型医療施設
地域密着型サービス	認知症対応型通所介護・小規模多機能型住宅介護・グループホーム等	認知症対応型通所介護・小規模多機能型住宅介護・グループホーム・夜間対応型訪問介護等

※平成27～29年に介護予防サービスの訪問介護、デイサービスは、介護保険サービスから、市町村が取り組む地域支援事業に移行します。

3 地域包括支援センターと地域支援事業について

❶ 地域包括支援センターとは

地域に暮らす住民の保健医療の向上および、福祉の増進を包括的に支援することを目的に、市町村が主体となって設置されています。その運営は、市町村または市町村から委託を受けたNPO法人や社会福祉法人等が担っています。職員体制は、保健師（または地域ケアの経験のある看護師等）・社会福祉士・主任介護支援専門員の3体制となっています。

❷ 地域包括支援センターが行う地域支援事業とは

元気な高齢者、将来要支援になる可能性のある高齢者、要支援の方等、比較

的元気な方向けに、運動機能の向上や栄養改善のための介護予防事業、権利擁護・虐待防止・成年後見人制度に関わること、地域ケア会議、認知症施策推進事業、家族介護支援事業などを行っています。

※介護保険サービス・地域支援事業は制度改正とともに、随時内容等も変更されます。最新の情報は各自治体の介護保険サービス情報をご確認ください。

4 介護保険サービスに関わる職種と業務内容

介護保険サービスの提供には、福祉関係の職種の他、医療、リハビリ、栄養等様々な職種が関わっており、一人の利用者の支援に連携してケアにあたっています。各職種がどのようなケアに関わっているか、知っておくと良いでしょう。

表-4　介護保険サービスに関わる職種

分類	職種
介護・福祉関係	介護職員初任者・実務者研修・相談員・介護福祉士・社会福祉士・ケアマネージャー
医療関係	医師・歯科医師・看護師・保健師・薬剤師・歯科衛生士
リハビリ	理学療法士・作業療法士・言語聴覚士・あん摩マッサージ指圧師・機能訓練指導員・インストラクター
食と栄養	管理栄養士・栄養士・調理師
介護保険サービス外のセラピー	園芸療法士・音楽療法士・リフレクソロジスト・アロマセラピスト・ハーバルセラピストなどのセラピスト職
その他	事務員・清掃員・美容師・ドライバー

（注）すべての職種が必ず関わるわけではありません。

第2章

高齢者の健康づくり・介護予防

❶ 老化と高齢者の特徴

> **チェックポイント**
> 老化の定義や高齢者の心身の特徴について確認しましょう。

1 老化とは
❶ 定義

　加齢に伴い心身の生理機能や恒常性（ホメオスターシス）の維持機能が衰え、ついには死をむかえる一連の過程をいいます。

❷ なぜ老化が起こるのか？

　ヒトは、チンパンジーに比べ、体重あたりのSOD（スーパーオキサイトディスムターゼ：活性酸素除去酵素）が2倍あり、活性酸素除去能力が高いため、同じくらいの体重の哺乳動物よりも長寿という説があります。また、長寿者に多いミトコンドリア遺伝子は活性酸素が作られにくいとする説などの諸説があります。

❸「高齢者」の定義

　世界保健機構（WHO）の定義で高齢者とは、65歳以上の人のことであり、65〜74歳までを前期高齢者、75歳以上を後期高齢者と呼びます。

❹ 実際の高齢者は個人差が大きい！〜高齢者の事例から〜

　高齢者の定義はあるものの、実際には非常に大きな個人差があります。100歳を過ぎてもほぼ自立している方もいれば、70歳代でも脳出血の後遺症等により、寝たきりになっている方もいます。

表-1　高齢者別心身・生活の様子（例）

高齢者（年齢）	心身・生活の様子	住処
Aさん （101） 女性	杖歩行、排泄はほぼ自立。多少耳が遠いがコミュニケーション・認知機能に問題なし。デイサービスに通い体操にも参加。	在宅
Bさん （102） 女性	車いすで全介助。発語なし。食事はミキサー食。デイサービスでは、車いす上で過ごし、午後はベッドで休む。	在宅
Cさん （97） 男性	自立。認知機能・コミュニケーション能力に問題なし。毎日1時間散歩。電車で新宿まで行く。	有料老人ホーム
Dさん （72） 女性	寝たきり（脳出血）で全介助。意思疎通はできない。経口摂取ができないため、胃ろうからの経管栄養で栄養を補給摂取している。	特別養護老人ホーム

2 高齢者の特徴と心身の変化

　高齢者と関わるうえで、また介護するにあたり、心身の特徴や変化を理解することはとても大切です。心身の特徴もかなり個人差が大きいため、目の前の方が何に不便を感じていて、どのようなケアを必要としているか、常に相手から学ぶ姿勢でいましょう。

❶ 身体的特徴

見た目の変化：老化に伴い、脳・肺・胃・筋肉などほとんどの臓器や組織が退縮します。身長も縮み、若いころより10cm以上縮むこともあるでしょう。白髪・皮膚のしわ・しみ等も形態的変化の特徴です。

機能的変化：基礎代謝、反応速度、聴力や呼吸・胃腸機能等の各種生理機能の低下、運動機能（筋力・バランス力等）の低下、目や耳の衰え等の感覚器官の低下、認知機能の低下などがあります。

❷ 精神的特徴

　頑固さ、適応力の低下、思考の柔軟性の低下などが起きやすくなります。

❸ 社会的特徴

　家庭内での役割の変化、経済力の低下、社会的役割の変化等により、心身に様々な影響があるでしょう。

❹ 老年症候群

　「老年症候群とは、体力低下、虚弱、運動機能低下、転倒、骨関節痛、頻尿、

尿失禁、低体重、めまい、聴力低下、視力低下、認知機能低下、うつ、不眠、誤嚥など、加齢に伴って生じる、相互に関連し合っている症状である」とされています。また、脱水症や便秘症を引き起こしやすく、皮膚の乾燥・湿疹、皮膚が弱く傷つきやすい、環境の影響を受けやすい、病気になっても症状が出にくい、などの特徴もあります。

また、昨今では、フレイルといい「加齢に伴う様々な機能変化や予備能力低下によって健康障害に対する脆弱性が増加した状態」[※]という概念が提唱されています。そして、老年症候群においても、早期にフレイルな状態を評価し、適切な介入をすることで健康維持増進・要介護状態になるのを予防するといった取り組みが始まっています。

※荒井秀典．総説　フレイルの定義．日本老年医学会雑誌,51巻6号,2014：11．

③ 高齢者に多い疾患

心身の機能低下によって、高齢者は様々な疾患にかかりやすい状態といえます。一見元気に見えても、病気とともに暮らしている場合が多いため、高齢者に多い疾患について理解することが大切です。

表-2　代表的な高齢者の病気

分類	疾患名
神経系	脳血管疾患、パーキンソン氏病、認知症、うつ病
循環系	高血圧、虚血性心疾患、心筋梗塞、不整脈、大動脈瘤
腎・泌尿器系	尿路感染症、糖尿病性腎症、腎不全、糸球体腎炎
呼吸器系	慢性閉塞性肺疾患、肺炎、呼吸不全、肺がん
消化器系	慢性胃炎、胃潰瘍、腸閉塞、逆流性食道炎、胃がん、大腸がん
血液	貧血、骨髄異形性症候群、悪性リンパ腫
内分泌・代謝系	糖尿病、痛風、甲状腺疾患
運動器系	骨・関節症、関節リウマチ、骨粗鬆症
感染症	インフルエンザ、結核、ヘルペス、白癬、MRSA、疥癬
中毒・物理的原因	薬の副作用、熱中症、低体温症
感覚器系	白内障、緑内障、老人性難聴、味覚障害、皮膚掻痒症、乾燥
歯	齲歯、歯周病

鎌田ケイ子・川原礼子（2012）．「新体系　看護学全書　老年看護学①老年看護学概論・老年保健」より作成

4 高齢期の発達課題
●病気との共生

　加齢とともに、様々な慢性疾患の発症リスクが高くなるため、多くの高齢者が病気とうまくつきあいながらの生活を送っています。生活習慣病や様々な慢性疾患は、治癒を目指すことが難しい側面もあるため、症状緩和や悪化の予防を図りながら、生活の質を保つことを目標として、病気と共生していく必要があります。

●死の受容

　人生最後の課題であり、死を受け入れて、その人らしい最後を迎えられるような支援が大切となります。どんな最後を迎えたいか、どこでどのように死にたいか、延命を望むか等を生前から確認しておくと良いでしょう。また、家族内でも看取りに関しては意見が分かれることがあります。高齢者の気持ちを一番尊重しながら、家族や介護に携わるものとしてできることを、意思がはっきりしているうちに確認しておきましょう。

　現在は、エンディングノートが市販されており、介護・看取りに関しての準備ができるようになっています。延命処置・臓器提供・財産管理・保険・資産・葬儀・お墓・相続についてなど、決めておかないといざという時に困ることについて、本人・家族・親族で確認しておくと良いでしょう。

❷ 健康づくりの基本

> **チェックポイント**
> できる限り自立できるように、要介護状態になっても悪化を予防できるように、日々の健康づくりが大切です。
> そもそも健康とはどのようなことをいうのかを確認しましょう。

1 健康とは

　今自立している元気な高齢者の健康づくりは、介護予防の観点からとても重要なことです。しかし、健康づくりに関しては、高齢になってから…というよりも、子供の頃から健康的な生活習慣を身につけ、健康維持・疾病予防のためのセルフケア力を高めることが大切であり、すべての世代にとって大切です。

ここではまず、そもそも「健康」とは何かを考えてみましょう。

❶ 健康の定義とホリスティックヘルス

WHOの健康の定義が示しているとおり、健康とは、体の健康だけではなく、心や社会的な側面、そして近年では人間のスピリチュアルな側面の健康も大事なこととされています。

1) 健康の定義

- 健康とは、病気でないとか、弱っていないということではなく、肉体的にも、精神的にも、そして社会的にも、すべてが満たされた状態にあることをいいます。（WHO；1946）
- 健康とは身体的・精神的・霊的・社会的に完全に良好な動的状態であり、たんに病気あるいは虚弱でないことではない。（WHO；1998 改正案）

2) ホリスティックな健康観

NPO法人日本ホリスティック医学協会では、ホリスティック医学の定義を下記に定めており、人間の健康を全人的にとらえ、自然治癒力を高めること、患者の主体性を尊重し、自己実現を目指すことまで含まれています。

表－3　ホリスティック医学の定義

① **ホリスティック（全的）な健康観に立脚する** 人間を「体・心・気・霊性」等の有機的統合体ととらえ、社会・自然・宇宙との調和にもとづく包括的、全体的な健康観に立脚する。
② **自然治癒力を癒しの原点におく** 生命が本来、自らのものとしてもっている「自然治癒力」を癒しの原点におき、この自然治癒力を高め、増強することを治療の基本とする。
③ **患者が自ら癒し、治療者は援助する** 病気を癒す中心は患者であり、治療者はあくまでも援助者である。治療よりも養生、他者療法よりも自己療法が基本であり、ライフスタイルを改善して患者自身が「自ら癒す」姿勢が治療の基本となる。
④ **様々な治療法を選択・統合し、最も適切な治療を行う** 西洋医学の利点を生かしながら中国医学やインド医学など各国の伝統医学、心理療法、自然療法、栄養療法、手技療法、運動療法、などの各種代替療法を総合的、体系的に選択・統合し、最も適切な治療を行う。
⑤ **病の深い意味に気づき自己実現をめざす** 病気や障害、老い、死といったものを単に否定的にとらえるのでなく、むしろその深い意味に気づき、生と死のプロセスの中で、より深い充足感のある自己実現をたえずめざしていく。

NPO法人　日本ホリスティック医学協会より引用

2 高齢者の健康づくりの基本

　特に一人暮らしの高齢者では、刺激のない生活になりやすく、生活が不活発で食事も偏りがちになるため、以下の点で健康づくりができているか確認し、必要な方に支援する必要があります。また、寝たきりのきっかけとなる要因を予防することも大切となります。

❶ 健康の保持増進のための生活習慣
- 適度な運動と身体活動
- バランス・質の良い食事
- 適正体重の維持（BMI18.5〜25未満）
- 休養・質の良い睡眠
- ストレスコントロールとリラクゼーション
- 趣味と余暇活動や社会参加の機会
- 親しい人との交流・良好なコミュニケーション
- 口腔ケア
- 入浴・足浴・手浴
- 自然とふれあう
- スピリチュアルな側面の健康

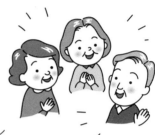

❷ 寝たきり予防

　高齢者では、骨粗鬆症により、転倒すると骨折しやすくなり、その結果として寝たきりとなることが多い状況です。また、脳卒中を発症し、麻痺が残ることで、歩行困難・寝たきり状態になることがあります。平成27年度版高齢社会白書では、65歳以上の要介護者等について、要介護状態となった主な原因は「脳血管疾患」が最も多く、次いで「認知症」「衰弱」「骨折・転倒」となっています。そのため、以下の3点が寝たきり予防の重点となります。

　1）骨粗鬆症の予防：カルシウム摂取と運動
　2）転倒予防：表－4の転倒予防の具体策参考
　3）脳卒中予防：高血圧・糖尿病などの生活習慣病の予防と悪化防止

❸ 認知症予防（第4章 認知症ケア P.37〜参照）

表-4　転倒予防の具体策

場所	具体策
玄関	手すり・靴を履くときの椅子の設置・滑り止めマットを置く
階段	手すりと滑り止めをつける
床・廊下	マットや絨毯の裏に滑り止めをつける
床・廊下	つまづきやすい段差をなくす
床・廊下	コード類は部屋の隅にまとめ、テープで固定する
風呂場	手すり・滑り止めマット・シャワーチェアーを置く
風呂場	浴槽を低くする
トイレ	洋式にして、手すりをつける
服装	ズボンが長すぎないようにする。
服装	足にあった靴を履く。スリッパは要注意。
照明	フットライト、枕元にライトを置き、夜中に起きたときにすぐ電気をつけられるようにする。

後閑　容子（2003）．「図でわかる　エビデンスに基づく高齢者の看護ケア」参考

3 日常生活の観察のポイント

　高齢者は、ちょっとした生活や環境の変化で体調を崩しやすい、病気になっていても症状が出にくい、また、不調を訴えられない場合もあります。そのため、特に支援が必要な高齢者に対しては、ケアする側の観察がとても重要となります。

❶ バイタルサインの測定と症状の観察

　バイタルサイン（Vital Signs）とは、生きている証という意味で、心拍数・血圧・呼吸数・体温をいいます。急変時にはバイタルサインに加え、動脈血酸素飽和度（Saturation of pulse oximetry oxygen：SPO_2）も大切な観察項目となります。ただし、個人差もありますので、普段の状態を把握しておくと、体調不良の場合にもいつもと違ってどうか、ということもケアに対する判断材料になります。

表-5 バイタルサイン

項目	正常値	異常値
心拍数	60～80回／分（成人） 60～70回／分（高齢者）	100以上（頻脈） 50～60（徐脈）
血圧	最高血圧 90～139mmHg以下 最低血圧 89mmHg以下	高血圧 　最高血圧 140mmHg以上 　最低血圧 90mmHg以上 低血圧 　最高血圧 100mmHg以下 　最低血圧 60mmHg以下
呼吸数	16～20回／分（成人）	頻呼吸　24回／分 徐呼吸　12回／分
体温	36.5℃（高齢者）＊個人差あり	微熱　　37～37.9℃ 中等熱　38～38.9℃ 高熱　　39℃以上
SPO$_2$	96～98%	95%以下（または、普段より3～5%低下）
意識レベル	覚醒・レベル低下なし	意識レベル低下あり

❷ 全身の様子

皮膚：脱水の傾向（乾燥）、心不全の悪化（浮腫）、血行不良、感染症やアレルギー（熱感・湿疹・蕁麻疹等）、怪我や褥瘡（発赤・表皮剥離・腫れ等）の発見につながります。

爪：高齢者は爪白癬にかかることが多くなります。また巻き爪、爪の変形などで炎症や痛みを生じることもあります。自分で切ることが難しくなるため、爪の状態もよく観察します。

顔や目の表情：何か病気になったり、体調が悪かったりすると、顔色や目つきも変わります。顔色や目の表情もよく観察します。

姿勢や歩行状態：いつも保てる姿勢が保てているか、傾いたりふらついたりしていないか、いつもと違うときは、何か病気が隠れていることがあります。

活気や意欲：元気があるか、活気や意欲はどうか等の様子を観察します。

発語：いつもと同じように会話ができるか、会話の内容や話している様子なども観察します。

❸ 排泄物・その他分泌物の観察

　感染症、腸閉塞、尿路感染、悪性腫瘍等高齢者によくある病気の早期発見や予防のために、尿や便、膣分泌物等の観察はとても重要です。また、その人にあわせた時間による排泄介助を行うことにより、失禁の予防、おむつに頼らない排泄、皮膚の清潔の保持、尿路感染症の予防にもつながります。

表‐6　排泄における観察項目

排泄前	排泄中	排泄後
尿意の有無 下腹部の張り具合 前回の尿・便との間隔 排泄に対する不安	排泄時の痛みの有無 不快感・違和感の有無 排尿・排便困難の有無	1回量 性状・色・臭い 血液混入の有無 残尿感の有無 残便感の有無

４ リスク管理と事故予防

❶ リスク管理とは

　様々な疾患を抱えている高齢者は、急な体調不良や、転倒や怪我等の事故につながることがあります。高齢者ケアで起こりうる様々なリスクを予測し、発生を予防し、また発生したときも適切に対処することで、損失や被害を最小限にすることをいいます。

※アロマやハーブを導入する上でのリスク管理については、第5章（P.93～）を参照。

❷ 高齢者施設で多い、利用者さんに関する事故

　転倒、転落、溺れ、やけど、打撲、裂傷、誤嚥、異食・誤飲、窒息、盗食、暴力・利用者間のトラブル、誤薬、行方不明

〈高齢者福祉施設での利用者の事故事例〉

- 認知症のあるAさんが、同室のBさんの化粧水を誤って飲んだ（誤飲）
- 車いすに座っていたCさんが立ち上がろうとして転倒、頭部打撲、額・下腿の裂傷と出血。
- 介護職員が入浴用車いすからベッドに移乗介助するときに、Dさんの手をベッド柵にぶつけ、手の甲の表皮剥離をおこした。
- 服薬介助中、Eさんの薬（降圧薬）を誤ってFさんに飲ませた（誤薬）。
- 刻み食のGさんに誤って常食を提供後、Gさんが誤嚥して窒息状態に。

- 歩行器を押して歩いていたHさんが、職員が目を離した瞬間ふらついて転倒。大腿骨を骨折した。

　事故が発生する背景には、利用者・高齢者本人に関するリスク、ケアする側のリスク、環境のリスクなど様々な要因が潜んでいます。高齢者の尊厳の尊重、QOL向上を目指しながらも、高齢者および介護者の双方にとって安全、安心な介護環境を整える必要があります。ヒヤリハット、リスク管理、労働安全衛生活動が大切となります。

⑤ 高齢者によくある体調不良と救急対応

　高齢者は、複数の疾患に罹患していることが多く、環境の変化に適応することが難しい等の理由から、体調を崩しやすい傾向にあります。よくある体調不良では、発熱・嘔吐や下痢・血圧異常・腹痛・便秘等がありますが、中には重篤な病気が隠れていることがあるため、観察と適切な対応が必要となります。

　高齢者の体調不良があり、以下のような場合は救急車を呼ぶ必要があります。

　ただし、延命を希望していない場合、看取りの段階にある方などは、救急車を必要としない場合もありますので、治療や延命、看取りに関する希望や意志を日頃から確認しておきましょう。本人、家族内での意志確認があらかじめ必要となります。

❶ 救急対応について

1）救急車を呼ぶ必要があるとき
- 救急車を呼ぶときの番号は「119番」です。
- 判断に迷ったときは、お近くの救急相談窓口に問い合わせましょう。
    ♯7119救急相談センター（東京都）
- 次のような症状がある場合は、ためらわずに119番に連絡しましょう。
  - 意識がない、またはぐったりしている、またはもうろうとしている
  - 痙攣が止まらない、止まっても意識が戻らない
  - 突然の胸や背中の激痛、胸の中央が締め付けられるような圧迫や痛み
  - 急な息切れや呼吸困難
  - 突然の激しい頭痛や高熱
  - 突然の手足のしびれ、手足の脱力
  - 顔は半分が動きにくい、しびれる、ゆがむ、ろれつが回らない

- 視野が欠ける、突然二重に見える、明らかに顔色が悪い
- 突然の激しい腹痛や持続する激しい腹痛、下血や吐血がある
- 食べ物をのどに詰まらせて呼吸が苦しい、意識がない
- 広範囲のやけどや大量の出血を伴う外傷等

2) 救急車を呼ぶときに必要な情報
- 救急車を呼ぼうとしている場所の住所・電話番号
- 対象者の性別・年齢、状態や意識レベル（バイタルサイン）、既往歴、アレルギーの有無等
- かかりつけの病院（ない場合は救急隊が探してくれます）
- 保険証・診察券・お金・普段飲んでいる薬の薬情等があると良いでしょう。

参考：消防庁「救急車を上手に使いましょう〜救急車必要なのはどんなとき？」

❷ 応急手当と救命処置

　突然のけがや病気に対して、家族や職場などでできる手当のことを応急手当といいます。けがや病気の中でも最も緊急を要するのは、呼吸や心臓が止まってしまった場合で、このようなとき人の命を救うために、そばに居合わせた人が行う応急手当のことを救命処置といいます。救命処置には、傷病者を救命するために大切な心肺蘇生法、AED（自動体外式除細動器）を用いた除細動、異物で窒息をきたした場合の気道異物の除去があります。

- 心肺蘇生法（CPR）の流れ（詳しくは、地元の消防署等で主催されている救急救命講座を受講されるとよいでしょう）。

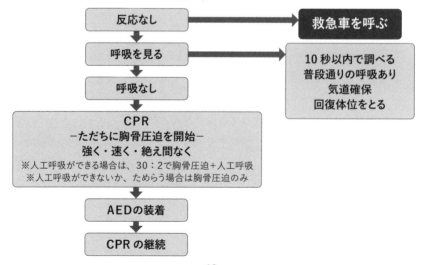

❸ 介護予防について

> **チェックポイント**
> 介護予防のポイントを確認しましょう。

1 介護予防とは

　介護予防とは「要介護状態の発生をできる限り防ぐ（遅らせる）こと、そして要介護状態にあってもその悪化をできる限り防ぐこと、さらには軽減を目指すこと」と定義されています。そして、要介護状態になるのを予防するためには、その原因疾患を把握することも大切です。要介護の原因となる疾患の上位には脳血管疾患、老衰、転倒骨折、認知症、関節疾患がランクインしています。男性は脳血管疾患の予防（その原因となる、高血圧・糖尿病・高脂血症等の予防）に努めることが、女性は骨粗鬆症の予防、運動等により筋骨格系疾患の予防、認知症予防に努めることが疾病からみた介護予防のポイントとなります。また、介護予防に最適なツールであるアロマやハーブを取り入れるのもよいでしょう。

2 介護予防事業について

　地域包括支援センターでは、自立の高齢者や、将来要支援・要介護となる可能性のある高齢者（特定高齢者）等に、介護予防事業を行っています。介護予防事業では、特定高齢者の早期発見のための生活機能評価、様々な介護予防プログラム（運動機能の向上、栄養改善、口腔機能の向上、閉じこもり予防・支援、認知症予防・支援、うつ予防・支援）が開催されています。また、近年では地域のNPO法人等でも、様々な高齢者の居場所づくりが行われています。地域の様々な社会資源を活用し、介護予防に取り組まれるとよいでしょう。

第3章

高齢者介護の基本理念

❶ 介護の定義・理念

> **チェックポイント**
>
> 介護の定義や理念を確認してみましょう。
> アロマやハーブを介護生活に取り入れる前に、まずはしっかりと介護の基本をおさえることが大切です。

1 介護とは

　日本で「介護」という言葉と概念の議論が始まったのは、介護福祉士の法定化（1987<昭和62>）および介護保険制度の開始（2000<平成12>）以後の事であり、現在でもまだ明確にはなっていません。参考までに、以下の定義をご紹介します。

●社会福祉士及び介護福祉士法（昭和62年法律第30号）

　「介護福祉士とは、第42条第1項の登録を受け、介護福祉士の名称を用いて、専門的知識及び技術をもって、身体又は精神上の障害があることにより日常生活を営むのに支障がある者につき入浴、排せつ、食事その他の介護を行い、並びにその者及びその介護者に対して介護に関する指導を行うこと（以下「介護等」という。）を業とする者をいう。」

●澤田信子・西村洋子編『介護概論』

　「高齢者及び障害者（児）等で日常生活を営むのに支障がある人々が、自立した生活を営み、自己実現が図れるように、対人援助、身体的・社会的・文化的生活援助、生活環境の整備等を専門的知識と技術を用いて行うところの包括的（総合的）日常生活援助のことである。」（澤田信子・西村洋子 編著　新・社会福祉士養成テキストブック「介護概論」ミネルヴァ書房、2008年）

2 介護の理念

　高齢者や障害者（身体・精神・知的）の介護にあたり、介護する側の一方的な支援にならないよう、介護に関わるすべての人がその理念を理解・共有することがとても大切になります。その理念として「自立生活の支援」「ノーマライゼーションの実現」「尊厳および基本的人権の尊重」「自己実現への援助」があります。ここではそれぞれの概念を確認してみましょう。

❶ 自立生活の支援

　高齢者でも障害があっても、自分のことはできるだけ自分でしたい、という思いを多くの人が持っています。『自立とは、「他の援助を受けずに自分の力で身を立てること」の意味であるが、福祉分野では、人権意識の高まりやノーマライゼーションの思想の普及を背景として、「自己決定に基づいて主体的な生活を営むこと」、「障害を持っていてもその能力を活用して社会活動に参加すること」の意味としても用いられている。』（第9回社会福祉事業及び社会福祉法人について　厚生労働省社会保障審議会福祉部会参考資料より）とされています。

❷ ノーマライゼーションの実現

　ノーマライゼーションとは、1950年代にデンマークのニルス・エリク・バンク・ミケルセンが世界で初めて提唱した言葉で、「障害のある人もない人も、互いに支え合い、地球で生き生きと明るく豊かに暮らしていける社会を目指す」という理念に基づき、高齢になっても障害があっても自分らしく生き、社会参加できるような取組です（厚生労働省障害保健福祉部参考）。

❸ 尊厳および基本的人権の尊重

　なぜ、高齢者介護において「尊厳や基本的人権の尊重」がうたわれているかは、残念ながら介護が社会問題化するにつれ、高齢者への虐待が表面化してきたことがあります。虐待を防止し、高齢者の自尊心や羞恥心に配慮し、尊厳を尊重した介護をする必要があります。日本国憲法では、国民主権、平和主義とならび、基本的人権の尊重を三大原則としています。要介護状態の方こそ、基本的人権が守られているか、常に問う必要があります。

表-1　基本的人権の内容

平等権	個人の尊重	すべて国民は、個人として尊重される。
	法の下の平等	すべての国民は、法の下に平等であって、人種、信条、性別、社会的身分または門地により、政治的、経済的または社会的関係において差別されない。
自由権	精神的自由・経済的自由・身体的自由	
社会権	労働基本権・社会保障を受ける権利・教育を受ける権利・勤労の権利等	
	生存権	すべて国民は、健康で文化的な最低限度の生活を営む権利を有する。国は、すべての生活部面について、社会福祉、社会保障および公衆衛生の向上および増進に努めなければならない。
参政権	選挙権・被選挙権・国民投票・国民審査等	
国務請求権・受益権・平和的生存権・環境権・知る権利等		

❹ 自己実現への援助

アメリカの心理学者、アブラハム・マズロー(Abraham H. Maslow)は、人間の一般的な心理欲求を5段階に分け、生理的欲求という低次の欲求から、高次の欲求の自己実現の欲求までとしています。介護において、食事・排泄・睡眠など生理的欲求や、事故のない安全な環境などの安全の欲求、社会に所属する欲求や、尊厳を満たすケアは基本的に大事なことです。そして、さらに、自分の持てる能力を発揮し、生きがいや楽しみ、成長すること、等自己実現への支援も大切となります。

図-1　欲求の五階層

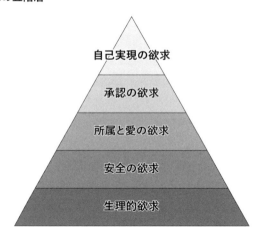

3 医療モデルと生活モデル

　病院で治療を受ける患者さんは、病気の治癒または寛解が目標となります。しかし、介護施設や在宅ケアにおける「在宅」は高齢者にとっては生活の場であるため、生活モデルにより人の生活を重視し、本人の自己決定を尊重した上で、QOLの向上を目指す支援が必要です（表-2）。

表-2　医療モデルと生活モデルの比較

	社会復帰活動（医療モデル）	生活支援活動（生活モデル）
主　体	援助者	生活者
責任性	健康管理をする側	本人の自己決定による
かかわり	規則正しい生活へと援助	本人の主体性のうながし
とらえ方	疾患・症状を中心に	生活のしづらさとして
関係性	治療・援助関係	共に歩む・支え手として
問題性	個人の病理・問題性に重点	環境・生活を整えることに重点
取り組み	教育的・訓練的	相互援助・補完

杉山章子（2002）、「医療における実践モデル考－「医学モデル」から「生活モデル」へ－福祉論集 第107号より引用

4 介護の内容

❶ 介護の基本

　高齢者介護の目標は、「高齢者の自立を支援すること」であり、本人が主体性を持てるような介護が必要です。「本人に出来ることはしてもらう」「時間がかかっても見守る」などを継続することが、自立性の維持につながります。ただし、注意しなければならないのは、「自立支援＝全て自分で行ってもらう」ということではありません。自立を強要するのではなく、介助が必要な部分・本人が必要とする部分を支援し、心・身体・社会的な側面の健康度やQOLの向上とのバランスが大切です。

❷ 身体介護とは

　身体に直接接触して行う介護（入浴介助、食事介助、排泄介助等）や、日常生活動作能力（ADL）や意欲の向上のために利用者と共に行う自立支援のための

介護があります。身体介護を行う際は、基本的な介護技術を学び、本人や介護者にとって安全で快適な介護、ボディメカニクスや福祉用具を活用して、介護者の負担を最小限にできるような介護を行うようにしましょう。

> 入浴介助・排泄介助・食事介助・着替介助・清拭・身体整容・体位変換介助・移動介助・移乗介助・起床や就寝の介助・外出介助・服薬介助等があります。

❸ 生活援助

　生活援助とは、身体介護以外の介護であって、掃除、洗濯、調理などの日常生活の援助（そのために必要な一連の行為を含む）のことをいいます。

> 料理・洗濯・掃除・生活必需品の買い物・ゴミ出し・ベッドメーキング・衣類の整理・衣服の修理・医薬品の受け取り等

5 介護ワゴン

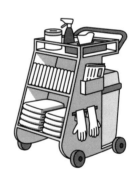

　在宅で介護する際、ワゴンやカゴなどに、ケアごとに必要な物品をまとめておくと便利です。例として、以下の物品があります。

排泄ケア用： おむつ・尿取りパット・おしりふき・タオル・ティッシュ・陰部洗浄ボトル・手袋・エプロン・新聞・ゴミ袋・消臭スプレー等
バイタルチェック用： 血圧計・体温計・聴診器

ナイチンゲールとラベンダー精油

　アロマセラピーは古くから人々の健康のために用いられてきましたが、看護の領域でいちはやくアロマセラピーを取り入れた看護師のひとりが、イギリスの看護師フローレンス・ナイチンゲールです。

　有名なエピソードとして、負傷した兵士の額にラベンダーオイルを塗布して癒したという話が残されています。

参照：Aromatherapy and Diabetes: Jane Buckle, PhD, MA, RNDiabetes Spectrum 2001 Aug; 14(3): 124-126.

❷ 高齢者のケア（介護・健康づくり）にあたって

> **チェックポイント**
> 高齢者の介護や健康づくりの際に留意すべきポイントを確認してみましょう。

1 高齢期の心理とその背景の理解

❶ 生きてきた「生活史」を理解する
　故郷・成育歴・仕事・家族・今にいたるまでの様々な人生ドラマを理解します。目の前にいる高齢者の話をまずはじっくり聞きましょう。趣味、生きがい、好きな時間の過ごし方などを知るのもよいケアにつながります。

❷ 衰退・損失への理解
　高齢期には、様々な損失を体験します。退職、健康を損なう、社会との交流の機会の減少、配偶者との死別等。

❸ 時代背景
　高齢者が生きていた時代背景（戦前・戦後・高度経済成長期等）を知ることで、その時代の影響を受けた価値観等の理解につながります。

❹ 外国人高齢者への理解
　海外から日本に移り住んだ高齢者の場合、加齢とともに日本語よりも母国語の方が優位になることがあります。また、もともとのその国の文化や歴史、食べもの等、日本人とは別の価値観や好みがあります。

❺ 不安感
　1) 不安の中身：病気、金銭的なこと、孤独、日常生活能力の低下等
　2) 不安の表現：言葉で不安を訴える方もいれば、認知症の方の場合、落ち着きがなくなる・不穏・攻撃性等で不安な気持ちを表す方もいます。夕方暗くなると不安になる等、時間的な影響もあります。
　3) 不安の緩和：高齢者の言動や行動の背景を理解し、安心してその場にいてもらえるような言葉・態度・環境の工夫が必要です。

2 対象理解とホリスティックな視点
　ケアを提供する際には、提供する相手（対象）をホリスティックな視点で理

解することが大切です。ホリスティックな視点では、体・心・社会・スピリチュアルな視点すべてを網羅した上で対象を理解し、顕在的なケアの問題のみに関わらず、潜在的な問題・予防可能な問題も一緒に検討していきます。さらに、心身の相互作用、対象者の生活や家族関係、地域社会があたえる問題への影響など、対象を取り巻く周囲の環境の中にも問題に影響していることがないか、検討していきます。

表-3　ホリスティックな視点による項目と内容

体（Body）	全身状態・疾病・ADL と IADL
心（Mind）	精神状態・認知機能・ニーズ等
社会（Social）	社会とのつながり・自然とのつながり・社会での役割等
スピリチュアル（Spiritual）	宗教・信仰心・死生観・人生の意義や目的・高次の自己等

3 ニーズに沿ったケアとQOLケア

❶ ニーズに沿ったケアとは

　心理学者のアブラハム・マズローは「全ての人間には生まれつき備わっている本能的なニーズがある人」と述べています（表-4）。特に、寝たきりや重度の認知症があり、自分で自分の欲求を伝えられない高齢者は、介護する側の観察が足りないと、生理的欲求も満たされていないことがあります。例えば、気を使って「トイレに連れて行ってほしい」と言えずに我慢している方、痛みがあっても我慢している方などです。表情や行動等の観察を細やかに行い、満たされていないニーズの把握に努め、ニーズに沿ったケアの提供を行います。

表-4 欲求の五階層

欲求の五階層	内　容
① 生理的欲求	食欲，排泄欲，睡眠と休息，性欲等、生きるために必要な欲求。
② 安全の欲求	怪我や痛みといった危険から解放される物理的な安全や保護に対する欲求。
③ 所属と愛の欲求	家族や地域社会、職場、趣味の団体などに属すること等、孤独感を避けるために必要な欲求。
④ 承認の欲求（自我の欲求）	自分の価値を高めてそれを維持することを必要とする。
⑤ 自己実現の欲求	自分の能力や資質を十分に活かそうとする内なる欲求。

❷ QOLケア

　QOLとは、Quality of life（生活の質）のことであり、身体介護や家事援助等の介護に加えて、高齢者のQOLが向上するような支援が必要です。QOLケアには、環境整備（清潔・安全・美しい環境）、定期的な日常会話、外出、余暇や趣味活動への参加、社会参加、自然との触れ合い、意欲の向上へのケア、生きがい支援等があります。欲求の五階層では、③～⑤がQOLケアに該当すると言えます。

④ 自己決定を支援するケア

　高齢者のケアにあたり、基本的には高齢者の意思や希望を聞き、自己決定に基づくケアの提供を行うことが重要です。高齢者の希望を聞くにも、まずは介護者との信頼関係を築くことが重要であり、その方の思いを聞くところから始まります。

　認知症や寝たきりの状態で、判断力が損なわれていたり、自己決定が難しい場合は、元気な頃のその方がどのような生き様だったか、最後はどのように過ごしたいと思っていたか、など話し合い、できるだけ本人の意向に沿うよう関係者で話し合うことが大切です。

第4章

高齢者介護の実践

❶ 環境衛生と感染症予防

> **チェックポイント**
> 環境衛生とその整備の仕方、また感染症の予防方法を確認しましょう。

1 環境衛生の基本

❶ 環境衛生を整備する目的

高齢者の生活環境が、衛生的・安全で快適な空間であるよう常に心掛け、感染症の予防や健康の維持増進を図るためです。

❷ 環境衛生のポイント

清潔、整理整頓、安全、快適という視点で高齢者の住環境が整っているか確認しましょう（表-1）。ただし在宅の場合で、独居高齢者や認知症がある高齢者では、清潔が保たれていなくても、整理整頓ができていなくても、本人なりの快適さや暮らしやすさがあります。ポイントをふまえつつも、ケア全体のバランスを考える必要があります。

表-1　環境整備の項目別内容

項　目	内　容
清潔	埃やカビは、直接健康に影響を与えます。また、水回り、濡れた場所、汚れがたまった場所等は細菌が繁殖しやすいため、常に清潔にし、乾燥させておく必要があります（湿ったまま放置された雑巾等には緑膿菌類が繁殖します）。
整理整頓	置き場所が決まっておらず、物が散乱している状況では、汚れがたまりやすく、清潔な環境は保てないため、快適な空間とはいえません。整理整頓を心がけましょう。
安全	足元が濡れている、コードが床に延びている、消毒薬が出しっぱなしになっている等、事故や感染症が発生しやすい環境を常に改善する必要があります。

快適	●換気：換気をして、室内の空気を清浄に保つことはケアの原則です。 ●温度と湿度の調整：24℃± 2℃（湿度40%〜60%）（外気温との差は5℃以内が望ましい）。特に冬の乾燥は、インフルエンザウイルスが繁殖しやすいため、湿度を保ちます。 ●臭い：不快な臭いがないかどうかを確認し、適宜換気、脱臭、芳香で快適に保ちます。

❸ 消毒の基本

1）滅菌・消毒・洗浄の違い

　感染予防対策では、滅菌・消毒・洗浄の3つが重要になるため、違いを理解し、必要に応じて対応します。通常の介護では滅菌する必要はありませんが、医療的処置等で、滅菌された物品による無菌操作が必要な場合もあります。
- 滅菌：すべての微生物を殺滅させるか、完全に除去すること。
- 消毒：感染症を引き起こさない水準にまで病原微生物を殺滅または減少させること。
- 洗浄：対象からあらゆる異物（汚物、有機物など）を取り除くこと。

2）消毒の方法と物理・化学的方法

　消毒には、煮沸等の物理的方法と消毒剤を使う化学的方法があります。家庭においては、煮沸消毒が効果的で、経済性に優れています。熱に耐えられないものや熱処理だけでは効果が無い病原菌に対し、消毒剤を使用します。

3）消毒剤の特徴と選択

　家庭で通常使用するのはアルコールと次亜塩素酸ナトリウムです。
- アルコール（例：消毒用エタノール、イソプロパノール）
  - 芽胞を除くほぼすべての微生物に有効で速効性があります（ノロウイルスには効果無）。
  - 消毒用エタノールは、76.9〜81.4V/V%が多くの細菌に対して最も効果が高い濃度です。
- 次亜塩素酸ナトリウム（塩素系漂白剤、消毒剤）
  - 多くの細菌やウイルス、真菌（カビ）などに速効的な殺菌力を発揮します。
  - 通常0.02〜0.05％の濃度で、ノロウイルスによる嘔吐処理は0.1％の濃度で使用します。

2 感染症の基礎知識

❶ 感染症の定義

「**感染**」：ウイルスや細菌などの病原菌が体内に侵入した状態。
「**保菌状態**」：病原菌が体内にとどまり、一時的に共存している状態。
「**感染症**」：病原菌が体内で増殖し、感染した場所や全身に発熱や下痢、咳、発疹等の何らかの症状を引き起こしている状態。

❷ 感染経路と原因微生物類

感染経路は主に接触感染、空気感染、飛沫感染があり、それぞれの経路によって特徴や感染がおこる主な病原微生物があります（表-2）。

表-2 感染経路の特徴と主な病原微生物

感染経路	特徴	主な病原微生物
接触感染 （経口感染を含む）	●直接接触感染 　直接患者の皮膚や粘膜に接触することで起こります。 ●間接接触感染 　汚染した器具、針、ドアノブ、汚染された手袋等を介して起こります。	ノロウイルス、O157、MRSA、緑膿菌等
空気感染	咳、くしゃみ、会話などで、微生物が長期間空中に浮遊し、それを吸入して起こる感染です。	結核、麻疹、水痘など。
飛沫感染	咳、くしゃみ、会話などで出た時などのしぶき（飛沫）に含まれる病原菌を周囲にいる人が吸い込むことで感染します。	インフルエンザ、おたふく、風疹等

❸ 感染症の成立条件

病原微生物が感染し、体内で増殖、感染症を発生するにはいくつかの条件が必要となります。

1) 感染源があること
2) 感染源から感染経路を通じて伝播すること
3) 感受性のある人（抵抗力が弱っている場合、高齢者や乳幼児等）

❹ 高齢者施設で発生しやすい感染症
1) 集団発生する可能性がある感染症
　　インフルエンザ、結核、ノロウイルス、疥癬*、肺炎球菌
2) 抵抗力が弱い人に発生する感染症
　　MRSA、緑膿菌、ヘルペスウイルスによる感染症

　高齢者施設では、感染症予防委員会を設け、各感染症ごとに対策を行っています。家庭の介護においても、秋冬にはインフルエンザやノロウイルス予防に心がけましょう（詳細はP.33〜）。

③ 感染症予防の基礎知識と対策
❶ 感染症予防の基本
1) 感染源の排除
　感染症の原因となる微生物（細菌、ウイルスなど）を含んでいるものを感染源といい、感染源となる可能性がある①から②は必ず手袋を着用して取り扱い、手洗い・手指消毒を行います。また、清掃、消毒により、病原体の増殖を防ぎます。

> ① 排泄物（嘔吐物・便・尿など）
> ② 血液・体液・分泌物（喀痰・膿みなど）
> ③ 使用した器具・器材（吸引チューブ等）
> ④ 上記に触れた手指で取り扱った食品など

2) 感染経路の遮断
　感染源（病原体）を持ち込まず、拡げず、持ち出さないことをいいます。

3) 抵抗力・免疫力を高める
- 基本的な健康づくり（食事・運動・休養等）を行い、抵抗力・免疫力を高めます。
- 皮膚・口腔の清潔を保ちます。

---

* 疥癬とは、ヒゼンダニが原因で、皮膚の角質層に寄生し、人から人に感染する病気です。湿疹や激しいかゆみを伴います。

4) 手洗い・手指消毒

手洗い・手指消毒は、感染症予防の基本となります。次のようなタイミングで、丁寧に手洗いを行いましょう。特に排泄介助や口腔ケア等の介護を行った後には、しっかり手を洗いましょう。

(1) 日常的手洗い（流水と石けんによる手洗い）

外出から帰宅したとき、食事をとる前・食事介助の前、トイレの後、排泄介助の後、清掃の後、手袋装着前・手袋をはずしたとき等に実施します。

(2) 衛生的手洗い（流水と石けんによる洗浄後→消毒）

排泄物・体液との接触後（手袋をしていても）、汚れたリネンを取り扱った後、感染症の方をケアした後等。必ず手を洗ってから消毒します。

5) 手袋の使用

感染症を予防するためには、血液・体液・排泄物などを扱うときは、必ず使い捨ての手袋をはめ、使用した後には必ず手を洗いましょう。

❷ うがいと口腔ケア

1) うがい

うがいは、病原微生物の「のど」への付着や定着する数を少なくし、呼吸器感染症等を予防することが目的です。インフルエンザや風邪の予防、風邪のひき初めには、積極的にうがいをするとよいでしょう。ハーブの温浸剤やマウスウォッシュをうがいに使用するとよいでしょう（P.100参照）

> 〈うがいの方法〉
> - 約60mlの水で、3回に分けてうがいします。
> - 1回目：水を口に含み強めにブクブクうがいをします。
> - 2,3回目：上を向き、含んだ水が喉の奥まで届くように15秒間うがいをします（ガラガラうがい）。

2) 口腔ケア

歯や歯茎など口腔内の状態を健康に保ち、口腔機能を保持・改善することにより、誤嚥（食べ物や異物が誤って喉頭と気管に入ってしまうこと）性肺炎の予防、口腔疾患（カンジタ症、口内炎等）の予防、食欲の向上、脳刺激、爽快感等の

効果があります。また、高齢者は嚥下（口の中の食べ物を飲み込み、胃にのみ下すこと）反射や咳反射が弱っているため、睡眠中に唾液を誤嚥することもあり、唾液とともに口腔内の細菌も誤嚥し、誤嚥性肺炎を起こしやすいといわれています。ブラッシングやうがい、入れ歯のケアをしっかりとしましょう。

> 〈高齢者への口腔ケアの注意点〉
> - 手袋の装着、実施前後の手洗い。
> - 意識低下のある人、片麻痺がある人、経管栄養の人、誤嚥リスクの高い人、認知症のある人には、誤嚥しないよう注意が必要です。
> - 歯ブラシの他、歯間ブラシ、舌ブラシ、口腔ケア用スポンジやシート、義歯洗浄剤等、口腔ケアに必要な物品を準備し、必要な物品を使用します。
> - 奥歯、歯間、舌が汚れていることが多いため、口腔内を確認してきれいにします。義歯ははずして、最低でも週に1〜2回は洗浄剤で洗浄します。
> - 義歯があっていないと食事摂取や口腔内の衛生保持にも影響が出たり、認知症状の悪化にもつながる可能性があるため、あわない義歯は作り変えが必要です。

❸ 感染症予防対策について

1) インフルエンザ対策

(1) 予防の基本と免疫力を高める生活

インフルエンザウイルスは感染力が非常に強く、感染して発症すると、症状も重いため、日頃から免疫力を高めて、できるだけインフルエンザウイルスに感染しないように心がけましょう。

- 手洗い、うがいや口腔ケア、マスク
  マスクはほこりやウイルスの侵入を防ぎ、喉の乾燥を防止したり、喉の温度低下を防ぐのに役立ちます。マスクに抗菌作用のあるアロマスプレーを吹きかけてもよいでしょう。
- バランスのよい食事、身体を温める食べ物や飲み物、免疫力を高める栄養素を摂取するようにしましょう（ビタミンA、B_1、B_2、B_6、C、D、E、亜鉛、プレバイオティクス、食物繊維、発酵食品、フィトケミカル成分）。風邪のひき初めにはエキナセア、エルダーフラワー、ジャーマンカモミール、ローズヒップ等が役立ちます（活用の詳細はP.101〜参照）。
- 適度な運動をして、免疫力を高めましょう。

- 入浴や足浴等で体を温めましょう。体温を上げることで免疫力が増強されます。
- マフラー、手袋、帽子、靴下等で身体を冷やさないようにしましょう。
- 部屋の湿度を50％程度に保つよう心がけましょう。精油での芳香浴やルームスプレーを活用しましょう。
- 睡眠不足は免疫力の低下につながりますので、しっかり睡眠をとりましょう。
- 疲れやストレスをためないようにしましょう。
- ハーブやアロマの活用

  第6章-❶　環境衛生と感染症予防 P.96〜参照

(2) インフルエンザにかかった時の対応

通常の風邪と違い、急激な悪寒と高い熱（38〜39度以上）、頭痛・関節痛などの全身症状とともに発生します。病院では診断キットですぐに診断もできますので、インフルエンザかな？と思ったら、かかりつけ医に診てもらうとよいでしょう。家庭では以下の点に注意して養生しましょう。

- 安静・保温・睡眠・栄養・水分補給（高齢者は脱水に注意）・クーリング（頭・脇の下・鼠蹊部(そけい)等）。
  ○ 室内の換気と十分な加湿（湿度は50％以上）、室温は20〜24度程度。
  ○ 家族への感染防止。
  ○ 個室隔離、マスク着用、うがい・手洗い・手指消毒、室内の換気。
  ○ 患者の鼻汁のついたティッシュに触らない（ビニール袋に入れて密閉）。
  ○ 血圧計・体温計などは感染者専用とし、使用後はアルコール消毒を行います。
  ○ ドアノブ・手すりなどを小まめにアルコール清拭します。

2) ノロウイルス対策

(1) 予防の基本と免疫力を高める生活

ノロウイルスは非常に感染力が強いため、ウイルスを施設や家庭内に持ち込まないことが大切です。日頃から免疫力を高めて、できるだけノロウイルスに感染しないように心がけましょう。感染が発生した場合には、感

染が広がらないように注意します。
- 日頃からの健康管理に気をつけましょう。日常生活の注意は前述 1）インフルエンザ対策の部分と同様です。
- 排泄物等を扱うときは、日頃から手袋の着用・手洗い・手指消毒の徹底をします。

(2) ノロウイルスにかかった時の対応
　①高齢者へのケア
- 治療法はないので、対症療法（下痢や嘔吐の対応）、脱水予防と適宜点滴等で対応します。
- できる限り個室に隔離し、他の人への感染を防ぎます。

　②ケアする際の注意事項と環境整備等
- 手袋・マスク・ガウン・帽子等で防護し、介護者自身が感染しないように気をつけます。
- リネンや汚れた衣服は、85度1分以上の熱水洗濯が適しています。熱水洗濯ができなければ、次亜塩素酸ナトリウムでの消毒も有効ですが、漂白作用に注意します。
- 次亜塩素酸ナトリウムで、必要な消毒を行います。
  - 嘔吐物や便の処理　0.1％濃度（塩素系漂白剤20mℓ／水1ℓ）
  - 衣服の消毒、血圧計や体温計の消毒　0.05％（塩素系漂白剤10mℓ／水1ℓ）
  - トイレの便座やドアノブ、手すり等の消毒　0.02％（塩素系漂白剤4mℓ／水1ℓ）

❹ 高齢者への日常の清潔保持
1) 全身の清潔保持
　入浴することで、体を温め、免疫力UPと全身の清潔保持をはかります。
（スキンケアの方法は、P.54〜、108〜参照）

> **〈高齢者の入浴時の注意〉**
> - 全身入浴は心肺への負荷もかかるため、血圧が高すぎたり、低すぎたりする場合は見合わせます。発熱時も中止にしましょう。
> - 脱衣室や浴室との温度差、熱すぎる湯などで血圧が急上昇する場合があるため、温度管理に気を付けましょう（脱衣室は20～25度くらい）。
> - おむつや陰部・臀部が便で汚染されていることがあるため、必ず先に陰部・臀部の汚れを取ってから入浴してもらいます。
> - 皮膚が乾燥している方は、入浴後は保湿ローション等を塗布します。
> - 心疾患がある場合、半身浴やぬるめの湯、浴槽につかる時間を5分程度にします。
> - 入浴後は脱水予防のため、必ず水分補給をしてもらい、15～20分程度安静にします。
> - 体調が悪いときは、無理に入浴せず、シャワー浴や清拭にします。

2）部分的清潔保持

(1) 手洗い・手浴・足浴

　　自分で手が洗えない高齢者の場合（寝たきり・車いす・認知症の方等）、手が不潔になりがちです。そのため、手の爪白癬などを発症することもあります。また、入浴ができない状況などでは、部分的な手浴・足浴を代わりに行うことで、血行促進・リラックス効果、爪を切りやすくすることができる等の効果を得ることができます。白癬菌に対してクロモジ・ティートリー、血行促進にユズ等、用途にあわせて精油を使うのもよいでしょう。麻痺や拘縮のある方は、洗面器を利用することが難しい場合がありますが、ビニール袋を使用したり、体位を工夫して行うことができます。寝たきりの方ほど、手や足の清潔を保持することが難しいため、手浴・足浴が効果的です。

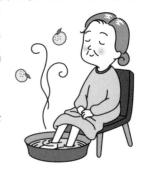

(2) 陰部洗浄

　　トイレで排泄ができない方、自分でキレイにふき取れない場合等、陰部に便や尿が付着したままになる場合があり、尿路感染症の原因になりま

す。おむつ交換や排泄ケアのときに陰部・臀部を洗浄や清拭で清潔にしましょう。陰部洗浄用ボトル等を使って微温湯で洗い、石けんを使う場合は、洗った後に石けんが残らないよう洗浄をしっかり行いましょう。

(3) 免疫力が低下する原因
- 加齢：40歳を過ぎると、徐々に免疫力が低下します（個人差は大きい）。
- 食生活：偏った食生活や食品添加物の摂り過ぎなど。
- 運動不足：適度な運動は免疫力を高めるとされています。
- ストレス：ストレスが高い状態が続くと、免疫力が著しく低下します。
- 環境汚染：様々な環境汚染物質が身体にはストレスとなります。
- 冷え：体温が1度下がると免疫力は3割低下し、1度上がると5〜6倍上がるといわれています。免疫力が最もよく保たれるのは、わきの下での体温が36.2〜36.3度程度です。
- 腸内環境の悪化

  腸は人体最大の免疫器官と呼ばれており、栄養素を吸収する一方、細菌やウィルスを体外に排出する役割があります。そのため、免疫細胞のリンパ球の多くが腸に集まっており、全免疫システムの60%、70%以上ともいわれています。腸内環境の悪化は、免疫力の低下を招きます。悪玉菌が増え、善玉菌が減ると腸内細菌のバランスが乱れ、免疫力が低下します。悪玉菌が増える原因は、ストレス、高脂肪・低繊維食、睡眠不足、過労、抗生物質の服用等です。

❷ 認知症ケア

> **チェックポイント**
>
> 認知症とはなにか。わが国における認知症の状況はどのようになっているのか、対応、予防、ケアのことなどを確認しましょう。

1 認知症について

❶ 認知症とはどういうものか。

「認知症」とは、疾患などが原因で脳の細胞が死滅、働きが悪くなる等の理

由で様々な障害が起こり、日常生活や社会生活に支障が出ている状態（およそ6ヵ月以上継続）をいいます。

> **＜ 認知症の定義 ＞**
> - 様々な認知障害があり、以下の2項目がある。
>   1. 記憶障害
>   2. 「失語・失行・失認・実行機能の障害」が1つ以上ある
> - 日常生活や社会生活に支障があり、病気になる前よりも著しい低下がある。
> - ゆるやかな発症で、進行性である。
> - 他の脳の病気ではない（硬膜下血種、正常圧水頭症、脳腫瘍等）
> - 他の全身性疾患ではない（甲状腺機能低下症、ビタミンB_{12}欠乏症、葉酸欠乏症等）
> - せん妄等の意識障害や、精神疾患・知的障害ではない。
>
> 下濱俊：総説．日本老年医学会雑誌 50巻1号（2013：1）を参考

❷ 認知症の原因となる病気

　認知症を引き起こす病気として代表的なものは、アルツハイマー病がもっとも多く、ついでレビー小体型認知症、脳血管性認知症等があげられます。また、高齢者の場合、混合型（アルツハイマーとレビー正体型等）も多いとされています。

1）認知症の原因となる代表的な疾患
- アルツハイマー病（物忘れの症状が特徴）
- レビー小体型認知症（幻視・パーキンソン症状・抑うつ等が特徴）
- 前頭側頭型認知症（ピック病）
- 脳血管疾患

2）認知症の症状を引き起こす他の疾患
慢性硬膜下血腫、突発性正常圧水頭症、ヘルペス脳炎（後遺症としての認知症）、パーキンソン氏病、甲状腺機能低下症、ビタミンB_{12}欠乏症、アルコール依存症等

3）認知機能低下をもたらす薬剤

薬物の高用量投与、多剤併用、また肝・腎機能低下に伴い、認知機能低下をもたらすことがあります。認知機能低下を誘発しやすい薬剤については表-3に示します。

表－3　認知機能低下を誘発しやすい薬剤

向精神薬	向精神薬以外の薬剤
抗精神病薬 催眠薬・鎮静薬 抗うつ薬	抗パーキンソン病薬、抗てんかん薬、循環器病薬（降圧薬、抗不整脈薬、利尿薬）、鎮痛薬（オピオイド、NSAIDs）、副腎皮質ステロイド、抗菌薬、抗ウイルス薬、抗腫瘍薬、泌尿器病薬（過活動膀胱治療薬）、消化器病薬（H2受容体拮抗薬、抗コリン薬）、抗喘息薬、抗アレルギー薬（抗ヒスタミン薬）

若年性認知症って？

❶ **定義**　65歳以下で発症する認知症で、多くは40代～50代で発症します。

❷ **特徴**　男性が女性より多いといわれています。

❸ **原因疾患**　●前頭側頭型認知症（ピック病）
　　　　　　　●アルコール性認知症
　　　　　　　●頭部外傷後認知症
　　　　　　　●アルツハイマー型認知症
　　　　　　　●レビー小体型認知症

❹ **罹患者数**　全国で推定約10万人いるといわれています。

❺ **問題**　多くの人が職を失うため、経済負担・介護負担。高齢者向けの介護サービスの利用しにくさ等があります。

---

❸ 老化による物忘れと認知症による物忘れの違い

認知症の症状の代表的なものとして、物忘れ（記憶障害）がありますが、老化による物忘れと、認知症による物忘れとでは、大きな違いがあります（表-4）

表-4　老化と認知症による物忘れの比較（例）

老化による物忘れ	認知症によるもの忘れ
●体験したことの一部を忘れる ●ヒントがあると思いだせる ●忘れやすいことを自覚している ●思考力や判断力は変わらない ●年月日を間違えることはあるが、季節の感覚ははっきりしている ●忘れっぽさがあまり進行しない ●日常生活に影響はない	●体験したこと自体を忘れる ●ヒントを出しても思い出せない ●忘れたことを自覚していない（初期の頃は自覚もある） ●思考力・判断力も低下する ●時間や季節、場所などがわからなくなる ●どんどん物忘れがひどくなる（進行する）

※認知症の症状には、進行の度合いや環境等でも個人差があります。最初からすべての症状が出現するわけでも、何もわからなくなるわけでもありません。

❹ 認知症のはじまり

表-5　認知症　早期発見のめやす

項　目	内　容
物忘れがひどい	●今切ったばかりなのに、電話の相手の名前を忘れる ●同じことを何度も言う・問う・する ●しまい忘れ置き忘れが増え、いつも探し物をしている ●財布・通帳・衣類などを盗まれたと人を疑う
判断力や理解力の衰え	●料理・片付け・計算・運転などのミスが多くなった ●新しいことが覚えられない ●話のつじつまが合わない ●テレビ番組の内容が理解できなくなった
時間・場所がわからない	●約束の日時や場所を間違えるようになった ●慣れた道でも迷うことがある
人柄が変わる	●些細なことで怒りっぽくなった ●周りへの気づかいがなくなり頑固になった ●自分の失敗を人のせいにする ●「このごろ様子がおかしい」と周囲から言われた
不安感が強い	●ひとりになると怖がったり寂しがったりする ●外出時、持ち物を何度も確かめる ●「頭が変になった」と本人が訴える
意欲がなくなる	●下着を替えず、身だしなみを構わなくなった ●趣味や好きなテレビ番組に興味を示さなくなった ●ふさぎ込んで何をするのも億劫がり嫌がる

引用：公益社団法人　認知症の人と家族の会「家族がつくった認知症早期発見のめやす」

❺ 認知症の症状

　認知症の症状は、大きく分けて、「中核症状」と「周辺症状（行動・心理症状）」の2つの症状があります。中核症状は、脳の認知機能が低下した人では誰でも起こりますが、行動・心理症状は必ずしも全員に起こるわけではありません。

図-1 認知症の症状

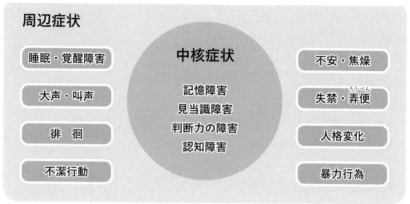

1）中核症状

　中核症状とは、記憶障害をはじめとする脳の認知機能障害であり、脳が本来持っている機能が働かないことにより起こるものです。

- 記憶障害〜短期記憶の障害からはじまり、進行するにつれて昔の記憶も失われていきますが、「手続き記憶」という、昔、体で覚えた記憶は比較的長く保たれます。認知症が進んでも、主婦生活が長かった方は料理ができたり、元大工さんでは、大工仕事ができたりします。
- 見当識障害〜「時間・場所・人物」や周囲の状況を認識する能力が失われていきます。
- 認知障害〜失語・失行・失認・実行機能障害等があります。
- 計算障害〜お金の計算が難しくなり、お財布の小銭を使うことができなくなったりします。

2）周辺症状（BPSD：Behavioral and Psychological Symptoms of Dementia：認知症の行動・心理症状）

　周辺症状とは、幻覚や妄想などの心理症状と行動異常等からなります。脳の機能障害により、日常生活に不自由や混乱が生まれることが背景にあります。介護する側からみると、「問題行動」にうつる症状も、実は本人にとっては意味があることであり、適切なケアや療法によって行動・心理

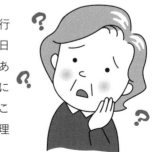

症状を軽減し、抑えることはできます。例えば、周囲には「徘徊」にみえても、認知症の方にとっては、「家に帰る」「仕事に行く」といった目的があります。

2 認知症の対応・治療と非薬物療法
❶ 認知症の早期発見
1) 早期発見・診断の重要性
- 病気の確定が早くでき、認知症の種類による対応ができます。
- 治る認知症の場合、早期に発見・診断することで治療による改善が期待できます。
- 認知症の症状に対する理解ができ、対応の工夫ができます。
- 早期の薬物療法により、症状の進行を抑えられる可能性があります。
- 適切な薬物療法・非薬物療法・ケアによる症状の進行遅延、改善の可能性があります。
- 診断、要介護認定を受けることで、介護保険サービス利用がスムーズにできます。
- 若年性認知症の場合、診断を受けることで、障害年金(受給資格の条件あり)の受給や精神障害者保健福祉手帳で各種サービスの利用も可能になります。

2) 認知症の専門医
　日本では、まだ認知症の専門医は少ないですが、専門医が所属している科は、「精神科」「精神神経科」「神経内科」「脳神経外科」「もの忘れ外来」「認知症外来」などです。また、日本で認知症を研究している学会には「日本老年精神医学会」や「日本認知症学会」等があり、これらの学会では「認知症の専門医」を認定して、学会のホームページで情報を公開しています。
- 日本老年精神医学会　http://www.rounen.org/
- 日本認知症学会　http://dementia.umin.jp/

❷ 診察に行くときの準備
　早期診断の助けになるのが、家族による面談からの情報です。
図-2にある項目をメモしておき、診察時に医師へ伝えるようにしましょう。

ただし、本人がいる場所で、本人が傷つくような内容は言わないようにしましょう。家族に対する不信感や精神的苦痛を与える可能性があります。

図-2 本人についてメモしておくこと

- 生年月日
- これまでの生活（出生地、最終学歴、職業歴、結婚歴、家族構成、過去の大きな出来事等）
- 既往歴（これまでにかかった病気、手術や事故の経験、現在治療中の病気）
- 服薬内容（現在飲んでいる薬）
- 生活習慣（嗜好品：飲酒・喫煙、食事・運動・趣味等）
- 症状について
  いつから：どのような変化にいつ気づいたか、きっかけ
  変化の内容：何がどのように変わったか（もの忘れ、性格変化等）
  現在の状況：日常生活はできているか、困っていることは何か（本人および家族）

❸ 検査について

認知症の症状を引き起こす原因は様々であるため、どのタイプの認知症なのかを適切に診断し、適切な治療が重要となります。そのため、問診・神経心理検査（長谷川式スケールやMMSE）・血液検査・画像診断（CT、MRI等）等の様々な検査が行われます。レビー小体型認知症の方は薬剤耐性があることがあり、アルツハイマー病と誤って治療することで、症状が悪化する場合もあります。認知症について理解のある医師のもとで検査を受けるようにするとよいでしょう。

❹ 認知症の薬物療法

中核症状に対しては、表-6の薬剤が使用される場合があります。周辺症状に対しては、厚生労働省は「かかりつけ医のためのBPSDに対する向精神薬使用ガイドライン」について公表しており、対応の第一原則は"非薬物的療法"による介入が原則としています。

そして、向精神薬の使用については、処方に際し十分な説明を行い、同意を本人あるいは代諾者により得るようにとしています。

表-6 認知症の薬物療法

項目	分類	薬剤の作用/種類	薬剤名	主な副作用
中核症状	記憶障害、見当識障害、判断力障害、性格変化、実行機能障害、失認・失行・失語	抑うつ、自発性や意欲低下に	●ドネペジル塩酸塩（商品名：アリセプトなど）	錐体外路障害、興奮、不穏、食欲不振など
		記憶力や注意力、集中力の改善	●リバスチグミン（商品名：リバスタッチなど）	皮膚症状、悪心、嘔吐、幻覚、激越、せん妄、錯乱など
		〃	●ガランタミン臭化水素酸塩（商品名：レミニール）	悪心、嘔吐、食欲不振、下痢、食欲減退、頭痛など
		興奮や攻撃性を抑制	●メマンチン塩酸塩（商品名：メマリー）	めまい、便秘、体重減少、頭痛など
周辺症状（BPSD）	陽性症状：徘徊、暴力、妄想、幻覚、過食、不眠、介護抵抗	抗精神病薬	●リスペリドン（商品名：リスパダールなど）（妄想・興奮等）	アカシジア、不眠症、振戦、便秘、傾眠など
		抗不安薬	●クロチアゼパム（商品名：リーゼなど）（不安・イライラ等）	眠気、ふらつき、けん怠感など
		漢方薬	●抑肝散（興奮・幻覚等）	食欲不振、胃部不快感、傾眠など
	陰性症状：無気力、無関心、独語、無言、うつ状態	興奮系薬剤	●アマンタジン塩酸塩（商品名：シンメトレルなど）	便秘、下痢、食欲不振、睡眠障害、眠気、不安、不随意運動など
			●ニセルゴリン（商品名：サアミオンなど）	悪心、頭痛、食欲不振など

❺ 認知症の非薬物療法

認知症の治療には、薬物療法の他に、医薬品を使わない様々な非薬物療法があります。食事や運動など基本的な生活習慣の改善を行うことで、脳の血流改善・活性化を図るとともに、五感を使うことでまだ使われていない神経細胞を活性化し、それぞれの療法の効果を利用することで、周辺症状の緩和に役立てることができます。残されている能力・本人の興味や関心を見極め、その人にあった方法で、本人が主体的に自然と参加できるような、生活の中での取り組みがよいでしょう。

表-7 非薬物療法の一覧

療法名	内容・効果等
食事療法	食事療法によって、認知症のリスクとなる、糖尿病・高血圧・脂質異常症の改善ができる。ただし、高齢者の場合はタンパク質をしっかりと摂り、低栄養に注意する。野菜・不飽和脂肪酸の摂取・塩分控えめ等。
活動療法 Activity therapy	●日常生活活動療法（食事・排泄・更衣・整容等の動作訓練） ●日常生活関連動作活動療法（調理・配膳・掃除・洗濯・買い物等） ●非生産的作業活動療法（レクレーション・スポーツ・趣味活動等） ●生産的作業活動療法（刺繍・編み物・革細工・絵画等）
アニマルセラピー	<内容> セラピー用に訓練された動物とのふれあい <効果> 心身の刺激、リラックス、元気づけ、意識や意欲の高まり、言語活性化作用、自分の役割を見つける等
回想法	<内容> 過去を思い出し、語り合う心理療法 <効果> 脳全体の活性化で認知症の進行抑制、表情が豊かになる、情緒の安定とともに行動の安定
音楽療法・芸術療法	音楽療法：音楽を聞いたり、歌ったり、楽器を演奏したりという音楽行動を通して、心身のリラックスを促す療法 芸術療法：書道・絵画・ダンスセラピー等 <効果> 気分が良くなって食欲が増す、記憶力・注意力の改善、心の安定、歌や、絵を書くプロセスが脳を活性化、話題が増える等
学習療法	<内容> 「読み・書き・計算」をしての脳の前頭前野の活性化 <効果> 脳の前頭前野の活性化、言葉がはっきりする、精神状態が落ち着く、認知機能が改善する等
運動療法	<内容> 体操、ゲーム、ウォーキング等 <効果> 一般的な運動の効果、認知症の症状（暴言・暴力、徘徊、睡眠障害）の改善、抗精神病薬や睡眠導入剤の減量等
アロマセラピー	<内容> 芳香浴、マッサージ等 <効果> 認知機能の改善、リラクゼーション、周辺症状の改善等
ハーブ療法	<内容> ハーブの利用（茶剤、サプリメント、チンキ剤等） <効果> 各ハーブの作用（イチョウ・ローズマリー等）による症状改善
タクティールケア	<内容> タッチングとマッサージ <効果> ストレス緩和、不安やイライラの軽減、コミュニケーション能力の向上等
園芸療法	<内容> 園芸活動 <効果> 見当識低下の抑制（季節・時間・場所を意識するため）、身体機能低下の予防、意欲の向上、会話が増えて脳の活性化等

※その他、ソシオエステティック、化粧療法で意欲向上・表情が明るくなる・自己意識が高まる等

参照：深津 亮・斉藤 正彦（2009）.「くすりに頼らない認知症治療Ⅱ 非薬物療法のすべて」
株式会社 ワールドプランニング

3 認知症の予防

❶ 認知症予防に役立つ生活習慣

　食事に気を付けたり、運動をすることで、認知症予防に役立つ可能性があります。ただし、「これを食べれば絶対予防できる」という食品や、絶対予防できる○○法というものはエビデンスとして存在しません。楽しんで好きな時間を過ごしながら、ストレスにならない程度に役に立つ生活習慣を取り入れてみるのはいかがでしょう。

表-8　認知症予防に役立つ生活習慣

食習慣	●高齢者は低栄養に注意。 ●納豆の摂取。 ●野菜や果物をよく食べる（ビタミンC、E、β-カロチン、リコピン等）。 ●ポリフェノールの摂取（赤ワイン等）。 ●青魚・植物油の摂取（不飽和脂肪酸EPA、DHAの摂取）。
運動習慣	週3日以上の有酸素運動をする。
睡眠	短時間の昼寝。
対人接触	人とよくつきあいをしている。
趣味	何か趣味を持っており、日常的に脳や心身に刺激を与える。
脳の機能を鍛える	新しいことにチャレンジする。 文章を書く、読む、思い出す作業をする。 料理と他の家事など、二つ以上のことを同時に行う等。

河野和彦（2013）.「完全図解　新しい認知症ケア　医療編」講談社を参考に作成

❷ 認知症予防の10か条

1. 塩分と動物性脂肪を控えたバランスのよい食事を
2. 適度に運動を行い足腰を丈夫に
3. 深酒とタバコはやめて規則正しい生活を
4. 生活習慣病（高血圧、肥満など）の予防・早期発見・治療を
5. 転倒に気をつけよう　頭の打撲は認知症招く
6. 興味と好奇心をもつように
7. 考えをまとめて表現する習慣を
8. こまやかな気配りをしたよい付き合いを
9. いつも若々しくおしゃれ心を忘れずに

10. くよくよしないで明るい気分で生活を

公益社団法人　認知症予防財団より引用

④ 認知症のケアのポイント
❶ 認知症ケアの視点
　健康で安全かつ心理的に安定を保ちつつ、個別性や能力を発揮し、本人が望む場所で継続的な生活を送ることができるよう援助しましょう。認知症になっても、本人ができることは行ってもらい、誰かの役に立てる環境や社会参加の機会をつくりましょう。

❷ 認知症ケアの基本
　認知症ケアの基本は認知症の人の世界を理解することです。認知症になったからといって、自覚症状がまったくないわけでも、すべてがわからないわけでもありません。ゆっくり待つことでできることや、環境の配慮をすることで、本人ができることが多くあります。また、若い方の場合は、認知症を発症しても、工夫や周囲の配慮で、働き続けることもできます。認知症の方は、記憶障害等により、混乱、不安、緊張があるため、感情が乱れたり、孤独を感じ、自信や自尊心を失っていることも多いのです。ふれあいやコミュニケーションをはかり、できるだけ安心、リラックスしてもらうことが大切になります。

❸ スキンケア

> **チェックポイント**
> 高齢者の皮膚の特徴やかかりやすい皮膚疾患とその対処法を確認しましょう。

① 高齢者の皮膚の特徴と皮膚疾患
❶ 高齢者の皮膚の特徴
　高齢になると、皮膚の様々な保湿に役立っている成分が減少するため、乾燥しやすくなります。まず、表皮の角質層の皮脂分泌には男性ホルモンが関与していますが、高齢者は皮脂分泌量が減ります。また、角質層の水分保持に役

立っているセラミドや天然保湿因子（Natural Moisturizing Factor: NMF）も加齢とともに減少します。また、若年者と比べ、角質層のターンオーバーが約1.5倍になるため、古い角質細胞が蓄積することで、角質層が2〜3倍肥厚しています。そのため、真皮にある水分が皮膚表面まで届きにくく、よけいに乾燥します。

❷ 高齢者に多い皮膚疾患
1）老人性皮膚掻痒症（老人性乾皮症）
　乾皮症（Dry skin）とは、加齢に伴い皮膚の水分が減少し、乾燥によって皮膚の表面に鱗屑や亀裂を生じ、粉をふいてザラザラした状態をいいます。特に秋から冬にかけて、空気の乾燥とともにひどくなり、痒みを伴うのが特徴です。そのため、痒みのために皮膚を掻破すると、乾皮症皮膚炎や乾皮性湿疹を生じます。また、栄養状態が悪い場合もドライスキンを悪化させます。

　<外的因子>
　●皮膚から保湿性を奪う洗浄剤や薬剤の使用
　●おむつ等皮膚への物理的刺激や、おむつの皮脂を吸い取る物質等への接触
　●空気の乾燥など環境要因
　<内的因子>
　加齢や食生活等により皮脂やセラミド・NMFの分泌低下、アレルギー体質

2）褥瘡：P.49「褥瘡について」参照。
3）薬疹
　薬の使用によって、皮膚および皮膚以外の臓器に何らかの異常な反応が起こることがあり、皮膚・粘膜に症状が出る場合、薬疹と呼びます。高齢者は多剤投与が多く、近年高齢者の薬疹も増えていると言われています。薬疹の原因では、様々な薬が原因となることがあります。
　薬疹は服用開始後、1〜2週間、あるいは1〜3カ月、時には半年、1年くらい経ってから出ることがあります。高齢者で原因不明の湿疹の場合、薬疹も考えられるということです。
4）白癬
　一般的には「水虫」と呼ばれ、皮膚糸状菌（白癬菌）という真菌（カビ）が、

皮膚の角質層に寄生することによって起こる皮膚の病気で、手や体にも感染しますが、9割近くは足に感染します。高齢者では、特に車いすや寝たきりの方で足や爪にかかることが多いです。

5）疥癬（かいせん）

疥癬は、ヒゼンダニが皮膚の最外層である角皮層に寄生し、人から人へ感染する病気です。高齢者施設で時折発生し、集団発生することもあります。激しく強い痒み、皮膚症状は丘疹、結節、疥癬トンネル（手関節、手掌、指間、指側面に好発）等があります。

6）巻き爪（陥入爪）

高齢者によく見られる爪の状態で、爪の先端または側面が爪周囲の皮膚に食い込んだ状態で、特に爪の湾曲が強い状態を「巻き爪」といいます。巻き爪が悪化すると、炎症や感染を起こし、腫れて痛みを生じます。

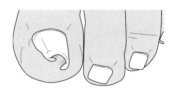

<原因：高齢者の場合>
- 爪の水分不足
- 水虫
- 爪の栄養不足
- 車いす・寝たきり→地面からの圧力が減る。

② 褥瘡（じょくそう）について

❶ 褥瘡とは

1）褥瘡とは何か

一般的には「床ずれ」と呼ばれ、長時間ベッド上等で身体の接触面が圧迫されたり、摩擦やずれにより、血流が障害され、皮膚の組織が損傷、壊死が生じて発生する皮膚の潰瘍（かいよう）です。

2）褥瘡のメカニズム

栄養状態が低下し、汚れ等にさらされた皮膚に、体の一部にかかる過剰な圧力や、外力（動的外力）が関わって発症します。動的外力には、背上げによるずれ、おむつ交換時の摩擦・ずれ、リハビリ時の摩擦やずれがあります。これらの圧力が皮膚の同じ部位に長時間加わる（200mmHg、2時間以上）ことで、褥

瘡が発生します。

3) 褥瘡の深度による分類

深さ	0	褥瘡疑い	I	II	III	IV・V
状態	損傷なし	発赤あり	発赤の持続	真皮の損傷	皮下組織損傷	骨まで

DESIGN-R 深さ項目、NPUAP ステージ分類（2007年改訂版）より

❷ 褥瘡の発症要因

1) **個人の要因**：知覚障害、体力やＡＤＬの低下、病的骨突出、関節拘縮、栄養状態の悪化、浮腫、多汗・尿失禁・便失禁、脊髄損傷のある方、終末期の方等

2) **環境やケアの要因**：長時間の同一姿勢・体圧分散寝具・スキンケア・食事・リハビリ・介護の質等

❸ 発症しやすい部位

1) **仰臥位（ぎょうがい）**：仙骨部が一番多く、踵部（しょうぶ）、肩甲部、後頭部にも発生します。
2) **側臥位（そくがい）（だいてんしぶ）**：大転子部に発生する事が多く、くるぶし、ひざ、腸骨等にも発生します。
3) **座位**：坐骨、尾骨によく発生します。

拘縮（こうしゅく）の強い人は、手の指が重なった部分にも発生することがあります。

図-3 褥瘡の好発部位

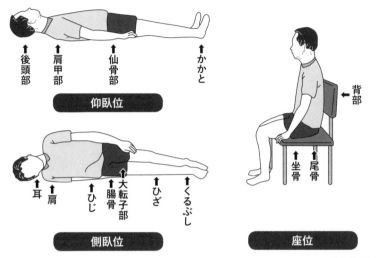

日本褥瘡学会

❹ 褥瘡予防について

1）褥瘡予防の基本

(1) 除圧・減圧

　寝たきりの方の体位変換、座位を保てる方も長時間車椅子に座らせない。車椅子や椅子に座る際に、低反発クッションを使用するなどの工夫。また、適切なポジショニングにより、褥瘡好発部位の除圧を行います。

(2) スキンケア→P.54～「高齢者のスキンケアのポイント」参照

(3) 栄養管理

　低栄養では、皮膚に十分な栄養がいかずに、褥瘡発生のリスクが高まります。寝たきり状態の高齢者における褥瘡発生の因子は、「ベッド上自力体位変換」と「血清アルブミン低値」「スキンケア困難」などであり、血清アルブミン値が3.5g/dℓ以下では、褥瘡の発生率が高くなるといわれています。ただし、血清アルブミン値は様々な要因でも低下します。

2）除圧と減圧～ポジショニングと体位変換～

⑴ ポジショニングとは

　クッション等の体圧分散用具を利用して、身体の姿勢を安全で快適な状態に保つことです。また、ポジショニングを適切に行うことで、嚥下・嚥下機能の維持促進、呼吸・循環機能の維持促進、筋緊張の緩和と関節の拘縮予防等の効果があります。

⑵ 体位変換とは

　圧迫している身体箇所を動かし、同一部位への圧力を取り除くことです。

　体位変換時間：原則2時間ですが、適切なマットレスやおむつの使用等の条件付きで、4時間以内でもよいとされています（特に夜間の睡眠を妨げないため）。

⑶ 体圧分散用具とは

　体の圧力を分散させることを目的にしたもので、主にマットレスとポジショニングピローがあります。マットレスにも種類があり、体重設定ができるものや自動体圧分散ができるものなど、高機能マットレスもあります。褥瘡発生のハイリスク者に対し、その人の状態にあわせた適切なマットレスの使用が大切になります。

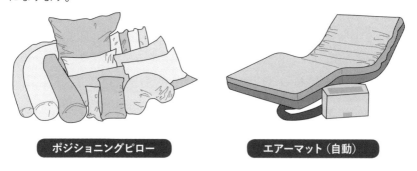

　ポジショニングピロー　　　エアーマット（自動）

❺ 褥瘡ができやすい皮膚の状態

1）皮膚の浸軟

　皮膚の浸軟とは、失禁等により、皮膚の角質が水分を大量に吸収して皮膚がふやけている状態をいいます。おむつの中は、排泄物や蒸れによって常に湿潤しており、この長時間の湿潤が浸軟を起こしやすい原因となります。浸軟では、水分過剰ではありますが、ドライスキンと同じように皮膚のバリア機能が低下

しています。

2) 排泄物や排泄ケアでの皮膚刺激
　尿や便のpHは通常時は弱酸性ですが、尿路感染や下痢便等でアルカリ性に傾き、このアルカリ性に傾いた排泄物が、弱酸性の皮膚にとって刺激となります。また、排泄ケア時に皮膚を擦ったりすると、弱くなっている皮膚では、ちょっとした刺激でも損傷してしまいます。

3) おむつのしわと不快感による影響
　おむつのしわは皮膚を圧迫し、座ったときにずれが起こると、皮膚への刺激となり、褥瘡の原因となります。また、おむつ内が蒸れていると、不快感となり、かきむしることで皮膚を傷つける可能性が高くなります。

❻ 褥瘡の対応について
1) 初期の褥瘡への対応とケア
(1) 対応の仕方：観察→原因を分析→褥瘡発生の原因を除去（除圧・スキンケア・栄養状態など）
(2) 悪化予防：局所治療として、フィルムによる保護や、ワセリン等の軟膏を塗布します。
　改善傾向にあるか、他の部位にもできていないか等観察を続け、引き続き除圧・スキンケア、栄養改善へのケアを継続します。初期の発赤にはワセリン保護が効果的です。

2) 褥瘡の合併症
(1) 傷の悪化：適切なケアが行われないことにより、褥瘡は悪化していき、一番ひどい状態では骨まで達することがあります。
(2) 感染症：褥瘡の傷口から、感染症を発症し、命に関わることもあります。
(3) 瘢痕（はんこん）：一度深い褥瘡を発症した皮膚には瘢痕ができますが、この瘢痕組織は健康な皮膚よりも傷つきやすく、同じ場所への褥瘡の再発が起こりやすくなります。

3 高齢者へのスキンケアのポイント

❶ 高齢者のスキンケアの基本

皮膚トラブルを防ぐために、日常的に予防的スキンケアを実施することが大切です。予防的スキンケアでは、「適切な洗浄」と「継続した保湿・保護」が重要となります。

1) 適切な洗浄と注意点

適切な洗浄の目的は、「不要な角質を洗い流し、皮膚のターンオーバーを整える」「排泄物の除去」「菌繁殖の抑制」「爽快感」等です。適切な洗浄には、以下の点に注意して行います。

- 過剰な洗浄を行わない(皮脂膜を洗い流し過ぎない)。
- 皮膚は弱酸性なので、洗浄する石けんは皮膚に優しい弱酸性石けんを使用します。汚れ(汗・便・尿等)が強い場合は、弱アルカリ性の石けんを使用してもよいでしょう。洗浄後は微温湯で十分に石けんを洗い流します。石けんの洗い残しも刺激になります。
- 入浴・清拭時の注意→強くこすりすぎない。

<洗浄方法>

- 石けんを十分に泡立ててから、泡を皮膚に乗せて、泡が汚れを吸着するようにします。こすらずに、泡の上から軽く抑えるようにして洗浄しましょう。
- 泡をつけ、汚れが浮いてきたら、お湯ですすぎます。
- すすいだ後に、水分を拭き取るときは、タオルでこすらずに押すようにして水分を拭き取りましょう(ゴシゴシこすらない)。
- お湯の温度が高すぎても刺激が増すため、お湯はぬるめにし、入浴や足浴時等は短めにし、ドライスキンの悪化を防ぎます。

2) 適切な保湿・保護

- 保湿剤は、入浴後や洗浄後にすぐ塗ります。塗る量の目安はローション剤で手のひらに1円玉大で、「塗った部分にティッシュペーパーが密着し落ちない程度」とされています。塗るときは自分の手で温めてから塗り、余計な摩擦が生じないようにしましょう。保護としては、ワセリンやカレンデュラ軟膏(P.110)等を塗布するとよいでしょう。

❷ かゆみの原因と対策

1) かゆみの原因疾患

(1) 皮膚症状があるもの
- 湿疹・皮膚炎（接触皮膚炎、アトピー性皮膚炎、脂漏性湿疹等）
- じんま疹　● 疥癬　● 乾癬　● 中毒疹・薬疹　● 水虫等

※鎮静薬、抗不安薬、降圧利尿剤、抗生物質等で、かゆみを引き起こすことがあります。

(2) 皮膚症状がほとんどないもの
- 皮膚掻痒症（高齢者の老人性皮膚乾皮症等）
  - ア．かゆみが全身の場合
    - 内分泌・代謝性疾患　● 腎疾患　● 血液疾患　● 内臓悪性腫瘍
    - 多発性硬化症などの神経疾患　● 精神神経症　● 妊娠等
  - イ．かゆみが限局した部位（特に陰部）
    - 婦人科疾患　● 泌尿器疾患等

（参照　「ナースが知っておくべきかゆみのケア」高島玉青・吉田秀美、日本看護協会出版会、2004年）

2) かゆみのケア

(1) かゆみの増強因子を取り除く
- 皮膚温の上昇：血行がよくなって皮膚の温度が上がると、かゆみが増します。
- 食べ物：アルコール・香辛料等
- 衣類・寝具：毛・アクリル・ポリエステル・ナイロン素材、縫い目。新品の衣類による蛍光剤や漂白剤・染料等→刺激の少ない自然素材にします。
- 精神的影響：かゆいと思うとますますかゆくなる等。

(2) かゆみのある時の入浴の仕方
- 39～41度あたりのややぬるめの風呂に入る。
- 長時間入って必要以上に皮膚をふやけさせない。
- 体をごしごしこすらない。石けんを泡立て、泡で優しく洗う。すすぎを十分に行う。
- 保湿効果のある入浴剤を使用してみる。

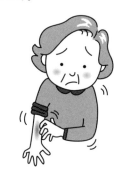

●入浴後速やかに処方された薬、あるいは保湿クリームなどを塗ります。
(3) 外用薬と内服薬：保湿剤やステロイド剤による治療があります。
(4) 原因疾患の治療：かゆみの原因となっている原因疾患の治療を行います。
(5) ハーブやアロマでのケア：第6章 P.112参照。

3) 皮膚疾患で使用される外用薬と使い方

(1) 外用療法とは

　皮膚に外用薬を塗布または添付して行う療法で、薬剤を病変部に直接塗布することができ、効果が見た目でわかる、経口薬よりも肝臓・腎臓への影響が少ないという特徴があります。

(2) よく使用される保湿剤の種類と特徴
- 白色ワセリン・プロペト：ヒビ、あかぎれ、褥瘡初期等に使用されます。
- 尿素系：ウレパール軟膏、パスタロン、ケラチナミンコーワ軟膏等
  ※尿素は角質層の天然保湿因子（NMF）の構成成分です。
- ヒルドイド軟膏（刺激は少なく、角質への水分保持力が強い）。
- ザーネ軟膏・ユベラ軟膏（ビタミンA、E含有、血行をよくして皮膚を保護する）。

(3) ステロイド剤について

　高齢者では、保湿剤の他に、湿疹等がありステロイド剤を使用していることが多いため、使用される代表的なステロイド剤を知っておくとよいでしょう。

- 代表的なステロイド剤

　　Ⅰ型（ストロンゲスト）　　クロベタゾールプロピオン酸エステル（商品名：デルモベートなど）、ジフロラゾン酢酸エステル（商品名：ジフラールなど）等

　　Ⅱ型（ベリーストロング）　　モメタゾンフランカルボン酸エステル（商品名：フルメタなど）、ベタメタゾン酪酸エステルプロピオン酸エステル（商品名：アンテベートなど）、ベタメタゾン ジプロピオン酸エステル（商品名：リンデロン-DP）

| Ⅲ型（ストロング） | デキサメタゾンプロピオン酸エステル（商品名：メルサデムなど）、ベタメタゾン吉草酸エステル（リンデロン-Vなど）、ベタメタゾン吉草酸エステル・ゲンタマイシン硫酸塩（リンデロン-VGなど）、フルオシノロンアセトニド（商品名：フルコートなど）

　　　Ⅳ型（マイルド）　　　プレドニゾロン吉草酸エステル酢酸エステル（商品名：リドメックス）、トリアムシノロンアセトニド（商品名：レダコートなど）、ヒドロコルチゾン酪酸エステル（商品名：ロコイドなど）、クロベタゾン酪酸エステル（商品名：キンダベートなど）

　　　Ⅴ型（ウィーク）　　　プレドニゾロン吉草酸エステル酢酸エステル（プレドニゾロンなど）

- 副作用

ステロイドは長期間の使用により、局所性副作用が出現する場合があります。主な副作用は、皮膚萎縮、毛細血管拡張症、色素沈着、感染症など。また、高齢者は成人に比べて、経皮吸収量が多くなるため、期間や副作用などに注意して使用することが大切です。

(4) 外用薬の塗り方

- 適正量とは

世界的な基準では、「1 finger-tip unit」「ワンフィンガーティップユニット：FTU」が目安です。チューブから軟膏を出して、人差し指の第一関節のところまで（約20～30㎜）がおよそ0.5g弱の量となり、この量が両手のひら全体（300㎠）となります。ただし、日本人の場合は、やや少ない量で良いとされています。ローション剤の場合は、手のひらに1円玉大が一回量です。

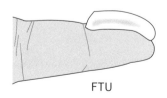

FTU

- 外用薬の塗布量の目安

部　位	塗布量（FTU）
顔面と頸部	2.5
片手両面	1
片足	2
上肢（手をのぞく）	3
下肢（足をのぞく）	6
胸と腹	7
背と尻	7

❹ 心のケア

> **チェックポイント**
> 高齢者はどのような心理状態にあるのでしょうか。
> また、代表的な心の病気とそのケアの方法を確認しましょう。

1 高齢者の心理

❶ 加齢による身体機能の変化

　高齢者は加齢にともない、身体の機能が徐々に低下し、介護が必要な状態になることも多いと言えます。この身体機能の変化が、高齢者の心理にも大きく影響を及ぼします。今まで何でも自分でできたことが、徐々にできなくなる時、人の助けを借りなければいけない時に、落胆する気持ちや「迷惑をかけたくない」という気持ちと現状のギャップによるストレスがうまれることがあります。

❷ 高齢者特有の心理

- 死が身近なもの、受け入れなければならないもの、という心構えが必要になります。
- 様々な喪失体験等により、孤独感、頑固さ、悲壮感、恐怖心、依存心等の感情を持ちやすい場合があります。

- 現状に不満がある場合、過去の記憶にこだわることもあります。
- 高齢者のポジティブな心理としては、好奇心、包容力、自立心などもあります。必ずしもネガティブな側面だけではなく、高齢者でもチャレンジし続け、偉業を達成する方も多くいます。

❸ 障害のある高齢者

生まれつきまたは人生の途中に、身体・知的・精神障害をもった方が年をとり、高齢者となった場合、高齢期から要介護状態になった方とは、また別の配慮が必要な場合があります。全盲・聴覚障害・肢体不自由等、個々に障害のある部位や程度は違い、ケアの必要度も違うと思いますが、その人にあった心のケアを心がける必要があります。

② 心の病気とケア

❶ うつ病

1) うつ病とは

⑴ 抑うつ気分とうつ病

「憂うつである」「気分が落ち込んでいる」などと表現される症状を抑うつ気分といい、抑うつ状態とは抑うつ気分が強い状態です。うつ状態がある程度以上、重症である時、うつ病と呼びます。

抑うつ気分
誰にでも起こる気持ちの落ち込み。長くは続かない

抑うつ状態
憂うつ感が長く続き、ひどく憂うつな状態

うつ病
重症なうつ状態で、診断基準に当てはまる状態

(2) うつ病の主な症状

<身体的症状>
睡眠障害、身体不全感（疲労、肩こり、腰痛）、食欲不振、胃腸障害、心気症状（頭痛・めまい）、性欲減退、異常感覚（眼性疲労・難聴感・聴覚過敏・口渇感・失声）

<精神症状>
感情障害（絶望感・焦燥感・不安感・無価値観）、思考障害（思考抑制・嫉妬妄想・希死念慮・自殺念慮）、意欲障害（無気力・活力低下・興味や好奇心の喪失）。

<行動障害>
体の動きが遅くなる、口数の減少、基本的な生活動作もできなくなる等。

2) **高齢者のうつ病の特徴**
　高齢者のうつ病は、通常の診断基準では見落とされる可能性があり、典型的なうつ病の症状を示す人は1/3～1/4程度といわれています。
(1) 特徴
- 典型的な症状がそろっていないうつ病の頻度が高く、見逃されやすい。
- 抑うつ気分が伝わりにくい。
- 不安症状もしばしば伴う。
- 体調不良の訴えなど、身体的な不調が前面に出やすい。
- 意欲・集中力の低下や記憶力低下の訴えが目立つ。認知症外来を受診する患者の5人に1人はうつ病であると言われている。
- 器質的原因、薬物起因性のうつ病は若年者よりも高齢者で多い。
- 脳血管性障害のある人は「血管性うつ病」の可能性が高い。

（厚生労働省　介護予防マニュアル（改訂版）について、第8章 うつ予防支援マニュアル、資料8-1　高齢者のうつについて参照）

(2) うつ病の主なタイプ
<典型的なうつ病>

> < **典型的なうつ病の診断基準（DSM-IV-TR）** >
> ① ほとんど毎日、1日中抑うつ気分が続く。
> ② ほとんど毎日、1日中何にも興味が持てず、喜びを感じない。
> ③ ひどく食欲がないか、逆にやたらに食欲が増して体重も増える。
> ④ ほとんど毎日、眠れないか、逆に眠りすぎる。
> ⑤ ほとんど毎日、イライラしてしかたないか、なにもする気が起きない。
> ⑥ ひどく疲れやすく、気力がわかない。
> ⑦ いつも「自分はどうしようもない人間だ」と感じたり、「悪いのは自分」と、過剰な自責の念にかられている。
> ⑧ 考えが進まず、集中力、決断力が落ちた状態が続く。
> ⑨ 自殺を繰り返し考える
> 以上の項目のうち、①または②の項目を含めて5つ以上あてはまる状態が2週間以上続き、生活に支障が出ているようなら、うつ病の疑いがある。
>
> （三村將監 認知症と見分けにくい「老年期うつ病」がよくわかる本、講談社 2013 より引用）

<仮面うつ病>
　「だるくて疲れやすい」「耳鳴りがひどい」「腰が痛い」「頭が痛い」など、様々な身体症状があらわれ、体の不調が続くタイプです。心の不調が身体症状という仮面に覆い隠されているという意味で、仮面うつ病と呼ばれます。
　上記の他、うつ状態と躁状態の両方がおこる「双極性障害」や重症度により、軽症・中等症・重症うつ病といった区分もあります。

(3) うつ病と認知症
　老年期うつ病でも記憶力低下や認知機能低下がみられることがあり、逆に認知症の症状の一つとして抑うつが生じるため、両者の見分けが難しいとされています。「もの忘れ」を心配して受診する高齢者の5人に1人は、うつ病が原因とも言われています。また、逆に老年期うつ病から認知症へ移行する確率は

9～25％であり、一般高齢者の約2.5～6倍あります。抑うつがきっかけで受診する際は、日頃の様子をよく観察し、本人の訴えや困っていることを、細かく医師に伝えるようにしましょう。

3）高齢者のうつ病の要因
(1) 重大なライフイベント
- 配偶者の死亡、兄弟姉妹の死亡
- 病気や要介護状態となること、役割の喪失
- 環境の変化（息子や娘のところに行く、施設に入居する等）
- 経済的困窮（年金収入だけになる等）
- 家族の介護（妻や夫、兄弟姉妹等）

(2) セロトニンとの関係

高齢者のうつ病では、比較的、脳の働きによる部分が大きいのが特徴です。脳の中の"元気の素"である、アドレナリンやセロトニンという物質の量が低下して、脳がうまく機能しないことだと考えられています。

(3) 薬との関係

薬の副作用として、抑うつ状態が引き起こされることもあります。以下の薬を服用している場合は、薬の影響も考えられます。
- 降圧薬　●ステロイド　●抗潰瘍薬　●抗結核薬　●免疫調整薬
- 抗精神病薬　●抗酒薬　●抗パーキンソン病薬　●抗悪性腫瘍薬
- 鎮痛薬　など

4）うつ病と関連しやすい病気

身体の病気がきっかけで、うつ病を引き起こすこともあります。脳血管疾患・ガン・糖尿病・レビー小体型認知症・アルツハイマー型認知症・パーキンソン病等。うつ状態が続く場合は、身体の状態もしっかり診てもらいましょう。

5）うつ病の早期発見

介護予防、日常生活支援総合事業において、支援が必要な高齢者を把握する

ために「基本チェックリスト」が実施され、暮らしぶり、運動機能、栄養、口腔機能、認知機能、こころの健康に関する項目があり、うつ病を早期発見できる体勢となっています。

6）うつ病の治療

老年期うつ病は、早期に対応することで改善が見込めます。診断を受けて、その時期にあわせた適切で長期的なケアの方針が大切になります。基本的には、「薬物療法」「精神療法」「生活支援」「代替療法」等により、心・体・社会的な面から総合的に状態の改善を図ります。

時　期	対　応	治療の種類
急性期	症状を落ち着かせ、まずは「うつ状態」から抜け出すために、ゆっくり休む。	●薬物療法 ●精神療法等
慢性期	症状が落ち着いたら、活動性を高めるリハビリを行う。	●薬物療法　●リハビリテーション ●精神療法等
再発防止	再発を予防し、安定した暮らしができるようにする。	●定期的な通院 ●介護サービスの利用等

(1) 薬物療法

高齢者の場合、薬物の効果が出にくく副作用が出やすいうえ、薬物がなかなか排泄されずに体内に残りやすい傾向があります。薬物療法を行う場合は慎重に、ゆっくり時間をかけて薬の量と種類が調節されます。副作用が出る場合は医師にすぐ報告するとよいでしょう。

<おもなうつ病の治療薬>
- ●SSRI（ルボックス、パキシルなど）：副作用（吐き気、下痢、頭痛、イライラ、不眠等）
- ●SNRI（トレドミン等）：副作用（排尿困難等）
- ●NaSSA（レメロン、リフレックス等）：副作用（眠気、食欲・体重増加等）

等があります。

(2) 精神療法
- ●**認知行動療法**：物事の捉え方、考え方を変えて、行動に結び付けていく療

法です。抑うつをまねきやすい考え方を変えるように思考パターンを修正していきます。

<抑うつをまねきやすい考え方>

考え方	特　徴
二分割思考	「全か無か」「白か黒か」など両極端の判断になりやすい。
極端な一般化	あるひとつの出来事を取り上げ、すべてに当てはまると考える。
「べき」思考	「こうすべき」「ああすべきでない」と自分や他人の行動を制限する。
心の読みすぎ	十分な根拠もなく、相手の言動や態度を否定的に捉え、落ち込む。
レッテル貼り	自分や他人にある一面だけで「ダメな人」「冷たい人」等レッテルを貼る。
破局的な見方	事実関係を無視して、破滅的・悲劇劇な結果がまっていると考える。

(3) 日常生活習慣

　食事や運動療法で心身の健康を保つことが大切です。軽症の場合などは、ハーブやアロマ等の補完代替療法も役立ちます（第5章・6章・8章参照）。

7）闘病中の注意：自殺のサインを見逃さない

　平成23年の統計では、日本の自殺者は60歳以上が約4割を占め、その動機の半数以上は健康問題であり、高齢自殺者の原因としてもうつ病が最も関係するといわれています。高齢者は若い世代と比べ、自殺未遂と既達者の差が少ないと言われており、自殺を試みたら命を落とす人が多い状況となっています。また、高齢者の自殺の特徴として、一人暮らしよりむしろ家族と同居している人の自殺が多いという傾向があります。

<自殺のサイン>
- うつ病の症状がなかなか改善しない。
- お酒の量が増えている。
- 原因不明の体調不良が続いている。
- 体の病気が悪化している。
- 投げやりな態度が目出ち自分の安全や健康が保てない。
- 「死にたい！」と口にする。

＜緊急サイン＞
- これまでと打って変わって妙に明るい。
- 身の回りの整理を始める。
- 「死」にまつわる話題をひんぱんに口にする、あるいは極端に避ける。

（三村　將（2013）.「認知症と見分けにくい『老年期うつ病』がよくわかる本」講談社）

8) 家族へのケア
　うつ病を支える家族も「うつ」になりやすいと言えます。家族だけで抱え込まず、医療機関や介護・福祉サービスを利用して、負担の軽減を図ることが大切です。

❷ 不眠症
1) 加齢に伴う睡眠の量と質
　必要な睡眠の質（睡眠の深さ）・量（睡眠時間）は年齢で異なり、加齢に伴い朝早くに目覚めるようになり、睡眠は浅くなります。そのため、不眠症は加齢に伴い増加します。
- 夜間の総睡眠時間の減少（高齢者では一般的に5時間程度の睡眠は正常）
- 睡眠開始の遅延、就寝・起床時間が早まる
- 中途覚醒の増加、午睡の増加等

2) 不眠症とは
　睡眠の開始と維持に何らかの障害があり、日中の活動に影響を与える状況である。

3) 不眠症の分類
(1) 不眠症の分類
- 入眠障害：床についてもなかなか（30分〜1時間以上）眠りにつけない。
- 熟眠障害：眠りが浅く、睡眠時間のわりに熟睡した感じが得られない。
- 中途覚醒：いったん眠りについても、翌朝起床するまでの間、夜中に何度も目が覚める。
- 早朝覚醒：希望する時刻、あるいは通常の2時間以上前に目が覚め、その

後眠れない。

(2) 高齢者の不眠症の特徴
- 一般成人で不眠症を有する者が21.4％に対し、60歳以上の高齢者では29.5％。
- 中途覚醒・早朝覚醒の頻度は若者の2倍。
- 睡眠薬を常用する者の割合は加齢とともに上昇し、80歳以上の女性で21.8％。

（小曽根基裕、黒田 彩子、伊藤 洋（2012），「高齢者の不眠」 日本老年医学会雑誌 49,3;267-275）

(3) 不眠症の誘因
- 身体疾患：様々な疾患による、疼痛・頻尿・呼吸困難・掻痒などの症状が不眠の原因。
- 精神疾患：神経症、うつ病、認知症などで不眠症状があり、また様々な心理・社会的ストレス（喪失体験、社会的孤立等）も、不眠症を引き起こす因子となります。

4）不眠症のケアと治療

(1) 睡眠環境への対応
　寝室の環境（明るさ・物音・湿度と温度・寝具・臭い等）

(2) 日常生活へのアドバイス
- 起床・就寝時間を一定に保ち、昼寝は午後早い時間帯に30分までとする
- 定期的に運動する
- 日中は活動的に過ごし、また、できるだけ太陽に浴びる時間を多くする
- 午後はカフェインの摂取を控える等

(3) 薬物療法
　ただし、高齢者は薬物の作用・副作用が増強されやすいため、睡眠薬の使用には注意を要します。転倒リスクについては、健常高齢者との比較では、向精神薬の服用者では28.3倍となっていたという報告があります。

❸ 高齢者のメンタルヘルスと生活習慣

1）心の健康と生活習慣（栄養・食、運動、休養、睡眠、リラクゼーション等）について

(1) うつ病予防に役立つ生活習慣

項　目	内　容
食事	●加工食品、ファーストフード、過剰な糖質を避ける ●ビタミン（特にビタミンD）・ミネラル等免疫を高める栄養素を摂取する ●オメガ3系脂肪酸の摂取（特にヘンプ油やインカインチ油またはEPAやDHA）
運動	運動による抑うつ気分の解消。軽度または中等度の抑うつにたいしては、抗うつ薬と同程度の効果がある
嗜好品	アルコール・カフェインの摂りすぎ注意
日光療法	太陽の光にあびること。自然の中で過ごすこと
自然療法	メディカルハーブ（セントジョーンズワート＜軽度～中等度＞・サフラン・バレリアン）・アロマテラピー（ネロリ・ローズ）・鍼・タッチング・マッサージ・土いじり・イメージ療法・呼吸法・瞑想
その他	ニュース断食（TV・スマホ等からの刺激・情報過多のコントロール）

参照『ワイル博士のうつが消える心のレッスン』アンドルー・ワイル　角川書店、2012年

(2) 栄養と食事：精神・神経症状に関係するビタミン・ミネラルとその働き

以下のビタミン類が精神・神経系の働きに関係があり、欠乏症では抑うつ状態や元気が出ない等の症状が出る場合があります。

ビタミン	働き
ビタミンB_1	糖代謝。脳の中枢神経を正常に保つ。皮膚や粘膜の健康等。
ビタミンB_6	タンパク質、脂質、炭水化物の代謝の補酵素。神経伝達物質代謝補酵素。
ビタミンB_{12}	神経系を正常にはたらかせる。赤血球の産生等。
ビタミンC	免疫力を強化・皮膚や粘膜の健康。不足で神経失調や疲労感も。
パントテン酸	自律神経のはたらきを維持する。副腎皮質ホルモンの合成に必要。エネルギー代謝。
ビオチン	疲労感を感じさせない働きがある。欠乏でうつ症状も。
葉酸	赤血球産生を助ける、胎児の成長、脳の機能の改善、胃腸の粘膜保護等。
ビタミンD	骨や歯の成長、神経組織の安定等。高齢者では若年者よりビタミンD生産能が低いため、より重要となる。

ビタミン	多い食品
ビタミンB_1	玄米ご飯・豚肉・うなぎ・ロースハム・かれい・豆類・たらこ・かつお・鶏レバー・緑黄色野菜等 ※まれに過剰症
ビタミンB_6	まぐろ・さんま・さけ・さば・牛レバー・いわし・豚もも肉・バナナ・鯛・鶏レバー・にしん・さつまいも 等
ビタミンB_{12}	かき（貝）・レバー・しじみ・にしん・さんま・いわし・さば・たらこ 等
ビタミンC	ブロッコリー・芽キャベツ・イチゴ・カリフラワー・ほうれん草・レモン 等
パントテン酸	卵・牛乳・レバー・納豆・きな粉・干し椎茸・さけ・いわし・さつまいも等
ビオチン	レバー・いわし・ピーナッツ・卵・くるみ・きな粉等
葉酸	レバー・緑黄色野菜・果物・牛肉・豚肉・じゃがいも・大豆・ブロッコリー等
ビタミンD	動物性食品（魚肉、肝臓、鶏卵等）、人の皮膚。植物性食品（干しシイタケ、きのこ、海藻類など）。紫外線。※過剰症あり

ミネラル	働き	欠乏症	過剰症
カルシウム	神経の興奮をしずめ、精神安定	イライラ、くる病、骨粗鬆症	高Ca血症
カリウム	老廃物の排泄、血圧を下げる	高血圧、筋疲労、意欲低下	心機能障害
マグネシウム	血液を固まりにくくし、体温・血圧を調節する	うつ状態、集中力低下、虚血性心疾患	筋弛緩や呼吸麻痺
鉄	体内において酸素の運搬をして神経を正常に保つ	集中力・思考力の低下	鉄沈着症
亜鉛	生命力を高め抗酸化酵素の原料となる	うつ状態、情緒不安定	消化管等の痛み

その他：オメガ3系脂肪酸の摂取はうつの改善に有効です。
※具体的な摂取量の目安や上限値については、国立健康・栄養研究所の「健康食品」の安全性・有効性情報や厚生労働省の日本人の食事摂取基準を参照ください。

(3) 運動の効果・メリット（心への影響）

- 運動による抑うつ気分の解消。軽度または中等度の抑うつにたいしては、抗うつ薬と同程度の効果がある。不安障害の治療に有効。
- 健康な人に対しても、抑うつや不安の予防効果がある。
- 適度なリズミカルな運動や腹式呼吸は、セロトニン分泌にも効果がある。
- 固まった心身を開放し、リラックスとリフレッシュ効果がある。

- 不眠症への効果。適度な疲れは夜の睡眠へ効果的。
- 心肺機能が高まり、筋力がつき、疲れにくくなる。血液循環が良くなり、脳も活性化。

(4) その他
<生きがい>
- できる限り自分でできることは自分で行う。何か役割を持ってもらう。
- 植物や動物を世話する。
- 社会とのつながりを持つ。社会参加、ボランティア等。

<自然とのふれあい>
- 自然の中で過ごし、自然と触れ合う。

<スピリチュアルな健康>
- 宗教や信仰による心の支え。
- 瞑想やヨガ等。

2) 心の健康に役立つ療法（心理療法、瞑想、ヨガ、呼吸法等）

(1) 心理療法

心理カウンセリングをはじめ、精神分析療法・行動療法・認知療法・自律訓練法・交流分析療法・芸術療法・遊戯療法・音楽療法・家族療法・森田療法・ゲシュタルト療法など。

(2) 呼吸法（腹式呼吸）

自分の呼吸に注意を向けることで、思考を抑制する効果があり、また、副交感神経を有意にし、リラックス、免疫力増強、ストレス軽減、ダイエット効果等がある。

(3) 瞑想

不安の軽減、ストレス緩和、集中力や記憶力の向上、リラックス作用、感情のコントロール等の効果があるとされています。色々な方法がありますので、自分にあった方法をみつけましょう。

(4) ヨガ

柔軟性をつける、筋力向上、自律神経系の正常化、ホ

ルモンバランスの調整、血行やリンパの流れが良くなる、免疫機能の活性化、リラックス作用、肩こりや冷え性の軽減等
⑸ その他
タッチケア、各種マッサージ、鍼灸、イメージ療法等

3）タクティールケア

　高齢者への心のケアで、触れることによるケアも有効です。
⑴ タクティールケアとは
　ラテン語の「タクティスTaktilis」に由来する「触れる」という意味で、手を使って10分程度相手の背中や手足をやわらかく包み込むように触れるケア。1960年代、スウェーデンで発祥したタッチケアです。

⑵ タクティールケアの効果
- 心地よさや安心感、痛みの軽減。肌に触れることで、脳の視床下部から血液中にオキシトシンが分泌され、そのオキシトシンが不安やストレス軽減に役立ちます。
- ゲートコントロールといって、脊髄にある痛みを伝えるゲートが、タクティールケアによる心地よさや安心感で痛みのゲートが閉じられ、痛みが軽く感じることもあると言われます。
- 皮膚を通してのコミュニケーション、ケアする側へのリラックス効果もあります。
- その他、タクティールケアを受けた方では、リラクゼーション効果、不眠緩和、保温効果、便秘の改善があったという報告もあります（小泉ら、2012年）。

❺ 高齢者にみられる病気

> **チェックポイント**
> 高齢者によくみられる病気にはどのようなものがあるか確認しましょう。

　高齢者は、様々な疾患をわずらっている事が多くなります。厳格な治療や治すことを目標にするよりも、症状のコントロールや悪化予防、QOLの向上とのバランスが大切です。

1 消化器系
❶ 消化器系とは
　消化器は、栄養素や水分を消化・吸収し、いらない物を肛門から排泄する器官であり、口から肛門までの器官のことを言います。またこの消化管に付随している器官（唾液腺）、肝臓、胆嚢、膵臓もまとめて消化管と呼びます。

❷ 消化器系疾患
1) 食道炎・急性胃炎・慢性胃炎
＜食道炎＞
　逆流性食道炎がほとんどで、胃液や十二指腸液の逆流によって起こります。
　【原因】食事の内容（脂肪分、タンパク質の摂りすぎ等）、肥満、加齢、姿勢などによって下部食道括約筋等の食道を逆流から守る仕組みが弱まったり、胃酸が増えすぎる等。
　【症状】胸やけ、胸骨後ろの痛み、嚥下時の痛みがあり、重症では潰瘍のために出血を伴ったり、下血や吐血の症状が起こることもあります。

＜急性胃炎＞
　胃の粘膜に炎症が起こるもので、最も多い胃の病気です。
　【原因】アルコールや香辛料・カフェインの摂りすぎ、ストレス、薬物、細菌感染、暴飲暴食、アレルギー反応等。
　【症状】胃が重くなる、上腹部のしぼるような痛み、胸やけ、むかつき、嘔吐等。適正な食事や安静で2～3日で通常は良くなります。胆石や虫垂炎の初期症状とも似ています。

<慢性胃炎>
　胃粘膜にある胃腺が萎縮して、胃酸の濃度が低下した状態です。胃粘膜の萎縮は老化現象の一つであるため、慢性胃炎は高齢者でよく見られます。
　【原因】多くはピロリ菌の感染によります。また、不規則な生活・喫煙やアルコール、加齢による胃の粘膜の損傷が悪化することも原因の一つと考えられています。
　【症状】胃上部の不快感や胃のもたれ。

2) 胃潰瘍(かいよう)・十二指腸潰瘍
　胃酸に含まれる塩酸（食べ物の殺菌作用等）やペプシン（タンパク質分解酵素）等胃粘膜の攻撃に働く因子と、胃粘膜を保護する粘液のバランスが崩れて、胃酸によって胃壁が侵されると、〔胃潰瘍〕と呼ばれる状態になります。十二指腸で起これば〔十二指腸潰瘍〕と呼びます。性別では、胃潰瘍、十二指腸潰瘍とも男性の方が女性よりも多く、年齢的には、十二指腸潰瘍は若い人、胃潰瘍は比較的高齢者に多いという傾向があります。
　【原因】ピロリ菌（胃）、ストレス、薬、刺激性の食物、アルコールの過剰摂取。栄養障害による胃粘膜の抵抗力が衰えること等。
　【症状】空腹時のみぞおちの痛み、吐き気や上腹部の不快感、悪心、嘔吐、食欲低下、背部痛などが現れることもあります。

3) 腸閉塞
　何らかの理由で、摂取した食べ物が小腸や大腸を通過できず、詰まった状態で、重症になると命に関ることもあります。
　【原因】最も多いのが「癒着(ゆちゃく)」で、開腹手術後などに、腸と腸がくっつき（癒着）、癒着によって腸が曲がったりねじれたり（腸捻転）で腸閉塞が起こります。また、大腸がんも腸閉塞の原因になります。高齢者は開腹手術や腸の病気を起こしている人が若い人より多いため、発症率が高いです。さらに、高齢者では腸液の分泌が減ったり、便秘が続いたりすることなどにより、腸閉塞を起こしやすい状況です。
　【症状】腹部膨満感、腹痛、嘔気、嘔吐、重症では脱水、感染症、ショック状態等

4) がん

＜胃がん＞

　がんの中でも、一番患者数が多いのが胃がんです。胃がんは、胃に生じる悪性腫瘍です。

　【原因】喫煙、過食、塩分の多い食品の摂取や、野菜、果物の摂取不足、ピロリ菌等です。

　【症状】初期症状では、みぞおちの痛みと膨満感で、食後または食事中に胃もたれを感じ、食欲がなくなります。がんの進行とともに、吐き気、嘔吐、胸やけ、げっぷ、下痢、便秘、全身の倦怠感、体重減少等があらわれます。

＜大腸がん＞

　大腸がんは発生部位によって、結腸がんと直腸がんに分類されます。

　【原因】平均寿命の高齢化と食習慣の欧米化（動物性脂肪の摂取・食物繊維の不足等）があります。大腸がんは50歳以上の人に多く、発症のピークは60歳、次いで70歳であるため、高齢者の増加とともに大腸がんが増える傾向があります。

　【症状】初期症状として最も多いのは腹痛で、嘔吐を伴うこともあります。また、便が暗赤色・黒色に変わったり、血便が出たりします。便秘と下痢を繰り返すこともあります。

5) 便秘

①**機能性便秘**：器質的な異常はなく、大腸の機能低下や日常の食生活が原因で起こります。

- **弛緩性便秘**：筋肉が衰えたことで腸の運動が鈍くなり、その結果として起こる便秘です。
- **痙攣性便秘**：腸管の過剰な緊張により起こる便秘です。
- **直腸型便秘**：便が直腸に到達しても、便意が生じないために起こります。環境、生活習慣、下剤の乱用や痔疾患等により、便意の我慢が持続することによります。
- **医原性便秘**：医薬品の副作用

②器質性便秘：腸閉塞・腸管癒着・大腸がん等の病気が原因で起こります。

<高齢者の便秘の特徴>
　高齢者の場合は、加齢や介護度の重症化に伴い食事や水分摂取量の低下、腸の蠕動運動の減弱、消化液の分泌量の低下や、腹筋・怒責力の低下、排便反射の低下等により、便の硬化・便意の不足や抑制・便の停滞等様々な原因で、便秘を引き起こしやすくなります。様々な原因を確認した上で、腹部マッサージや温罨法、水分や食事の工夫等のケアが必要となります。

② 代謝系

❶ 代謝系とは
　食事で栄養素を摂り入れ、それを利用して体内で必要な脂肪、糖質、タンパク質などを合成したり、あるいはこれらを燃やしたりして、活動するためエネルギーにする働きを行います。

❷ 代謝系疾患

1）高血糖・糖尿病
　インスリンの分泌量や働きが低下することで、血糖値が慢性的に高い状態になる病気です。糖尿病の95％は非インスリン依存型と呼ばれている2型糖尿病で、40歳以上の肥満の方に多い病気です。糖尿病の合併症として、動脈硬化が進むことにより、3大合併症である網膜症・腎症・神経症、また脳血管疾患・心血管疾患を引き起こします。

　【原因】過食、運動不足、遺伝、ストレス、加齢、肝障害等
　【症状】軽度のうちは症状がなく、進行すると口渇、多飲、多尿、体重減少、
　　　　　疲労感等。

<糖尿病の診断基準～科学的根拠に基づく糖尿病診断基準　2013より>
1. 空腹時血糖126（mg/dℓ）以上
2. 75gのブドウ糖を飲み2時間後の血糖200mg/dℓ以上
3. 随時血糖200mg/dℓ以上

※1～3のいずれか1項目が日を変えた2回の検査で認められる場合に糖尿病と診断されます。
　また、糖負荷試験が糖尿病型で、下記の2項目の何れか1つを満たす場合。

1. 糖尿病の典型的症状がある場合：口渇、多飲、多尿、体重減少、疲労感
2. HbA1c≧6.5％

※ただし、高齢者の場合は厳格な血糖コントロールによる低血糖も注意。

2）脂質異常症

脂質異常症とは、血液中の脂質（コレステロール、リン脂質、遊離脂肪酸、中性脂肪）が血液中に増加した状態をいいます。脂質異常症から動脈硬化が進み、その合併症として脳血管疾患や心血管疾患等があります。

【原因】遺伝、高脂肪食、運動不足、ストレス等
【症状】脂質異常症だけでは特に症状がないため、検査を受けないと早期発見が難しいです。

<脂質異常症の種類と基準>
- LDLコレステロールが多いタイプ（高LDLコレステロール血症）140mg/dℓ以上
- HDLコレステロールが低いタイプ（低HDLコレステロール血症）40mg/dℓ未満
- 中性脂肪が多いタイプ（高トリグリセライド血症）150mg/dℓ以上

❸ 高尿酸血症・痛風

尿酸とは「プリン代謝の最終産物」ですが、プリン体は、細胞の核酸に含まれている物質で、細胞が死ぬときにプリン体が尿酸に分解されます。高尿酸血症は、異常に尿酸値が高くなった状態です。高尿酸血症の状態が長く続くと、血液に溶けきらなかった尿酸は結晶になって関節に沈着し、急性関節炎（痛風）を引き起こします。高齢者では、高尿酸血症が多発しますが、痛風発作は中高年ほど多くないと言われています。

【原因】遺伝、肥満、食生活（肉・魚）、飲酒、ストレス、他の疾患
【症状】悪化すると痛風発作、腎臓障害や尿路結石を引き起こすこともあります。合併症として動脈硬化、高血圧、心血管疾患、脳血管疾患などがあります。

<高尿酸血症の診断基準>
正常値：血中尿酸　6.9mg/dℓ以下

高尿酸血症：血中尿酸が7.0mg/dℓ以上。通常8.0mg/dℓ以上で症状や合併症がある場合薬物療法が考慮されます。

③ 循環器系

❶ 循環器系とは

循環器系は心臓、動脈、静脈、毛細血管より成り、栄養素や酸素を血液やリンパ液などの体液によって、輸送し循環させる働き（必要な栄養素を運び、老廃物を外に出す）を行います。

❷ 循環器系疾患

1）高血圧症

血圧とは、血管の内側にかかる圧力で、血圧は常に変動しています。運動したり、緊張したりすると一時的に血圧が上昇します。高血圧とは、安静状態での血圧が慢性的に正常値よりも高い状態をいいます。高血圧の合併症として、動脈硬化を起こしやすくなります。

【原因】高血圧のタイプによって原因が違います。
1. 本態性高血圧：遺伝素因もあるとされていますが、はっきりした原因はわかっていません。高血圧の中で最も多いタイプです。
2. 腎実質性高血圧：腎機能が悪くなると血圧が高くなります。
3. 腎血管性：何らかの原因で腎動脈が狭窄すると、高血圧になります。
4. 内分泌性：甲状腺機能亢進症、原発性アルドステロン症、クッシング症候群等。
5. 心臓性：大動脈閉鎖不全症では高血圧になります。

【症状】軽度では無症状ですが、頭痛(後頭部から肩にかけての痛み)、肩凝り、耳鳴り、めまい、動悸、吐き気、手足のしびれ等があります。

<高血圧の基準>

考え日本高血圧学会の血圧分類 （世界共通の血圧分類）		収縮期血圧 （mm Hg）		拡張期血圧 （mm Hg）
正常域血圧	至適血圧	< 120	かつ	< 80
	正常血圧	120 − 129	かつ／または	80 − 84
	正常高値血圧	130 − 139	かつ／または	85 − 89

高血圧	Ⅰ度高血圧	140 − 159	かつ／または	90 − 99
	Ⅱ度高血圧	160 − 179	かつ／または	100 − 109
	Ⅲ度高血圧	≧ 180	かつ／または	≧ 110
	(孤立性) 収縮期高血圧	≧ 140	かつ	< 90

※高齢者（特に75歳以上の方や寝たきりの方）は降圧剤による低血圧に注意。また、治療目標も若い人に比べて緩和された値となっています。

2) 狭心症・心筋梗塞

心臓の筋肉は、冠状動脈から酸素と栄養素が運ばれています。この冠状動脈が動脈硬化などで血管内腔が細く血流が不十分になるほど狭くなると、心臓を動かす血液が不足する「心筋虚血」になり、この状態を「狭心症」と呼びます。冠状動脈がさらに狭くなって「完全にふさがって血液が通らない」状態になると、その部分の心臓の細胞が壊死し、この状態を「心筋梗塞症」と言います。

【原因】喫煙、高血圧、糖尿病、脂質異常症、ストレス、過度の疲労等
【症状】狭心症では15分程度の胸の痛み、心筋梗塞では普通30分以上、前胸部に強い痛みや締め付け感、圧迫感が続きます。まれに、首、背中、左腕、上腹部に痛みが生じることがあり、冷や汗、吐き気、嘔吐を伴うこともあります。

3) 不整脈

心臓が血液を送り出すときには、右心房で発生する電気信号が心房→房室結節→心室という順番で伝わり、心筋がリズミカルに収縮して血液を送り出していますが、不整脈とはこの電気刺激と心臓収縮のリズが乱れた状態をいいます。

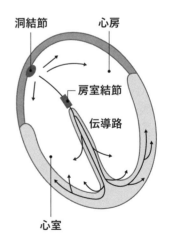

不整脈は大きく分けて3つの種類があります。脈の遅くなる「除脈」、速くなる「頻脈」、さらに脈が飛ぶ「期外収縮」です。失神を起こすような不整脈、突然の動悸と共に1分間に120回以上の頻脈等は、特に注意が必要な不整脈です。

【原因】最も多いのは、年齢や体質的なもので、心臓病に関係ないと言われ

ており、ストレス、睡眠不足、疲労等でも不整脈は起きます。弁膜症などの病気となることもあります。
【症状】動悸、息切れ、めまい等

4）慢性心不全
　高血圧症や狭心症、心筋症等が原因で、心臓のポンプ機能が低下し、脳や肝臓、腎臓等の臓器に、必要な分だけの血液を送り出す事ができなくなったり、肺や静脈にうっ血をおこしてしまったりする症状が慢性化した状態のことをいいます。
【原因】急性心筋梗塞、高血圧、狭心症、心筋症、弁膜症等があり、弁膜症は虚血性心疾患や動脈硬化に伴って起こるものが増えています。
【症状】呼吸困難、足や体幹部のむくみ、尿量減少、食欲不振、疲労感などから始まり、悪化すると安静時の呼吸困難、喘息による不眠、右脇の重苦しさ等の症状が出ます。

5）慢性静脈不全
　静脈の還流障害が慢性化して下肢に血液がうっ滞する病気のことを言います。
【原因】深部静脈血栓症のために狭窄が残ったり、バイパスの血管の状態が悪かったり、逆流をおこしたりすること等です。その他、下肢静脈瘤が原因となることもあります。
【症状】下肢の腫れ、むくみ、痛み、しこり、湿疹、潰瘍、色素沈着などの症状が現れます。

4 呼吸器系

❶ 呼吸器系とは

呼吸器系は気道と肺からなり、細胞が生きていくために必要な酸素を体外から取り込み体内で生じた老廃物である二酸化炭素を排出する役割を担っています。呼吸器系は、肺・気道（鼻腔・咽頭・器官・気管支）・呼吸筋（横隔膜・肋間筋）・胸郭等により成り立ちます。

酸素は栄養素のように体内に備蓄することができないため、供給が数分から数十分停止すると各細胞の活動に支障をきたし、生命が危機に陥ります。

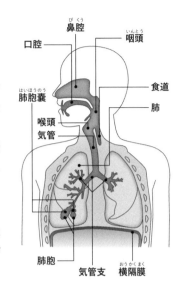

❷ 呼吸器系疾患

1）風邪・インフルエンザ

第4章参照（➡ P.33～）

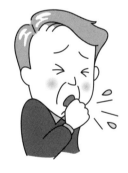

2）慢性気管支炎・肺気腫

＜慢性気管支炎＞

「持続性あるいは反復性の痰を伴う咳が少なくとも連続して過去2年以上、冬季に3カ月以上続く状態」と定義されています。

【原因】喫煙や加齢、気管支喘息、慢性鼻疾患、遺伝的に気管支壁が弱い、大気汚染等。

【症状】咳、痰を主症状とし、病気が進行すると運動時に息切れが起こります。重症になるとチアノーゼがみられ、下肢のむくみや肝臓の腫れを起こします。

＜肺気腫＞

肺胞の壁が壊れて、複数の肺胞が1つの袋になる状態です。

【原因】喫煙や汚染物質が原因で、50歳以上の男性に多いとされています。

【症状】呼吸困難、喘鳴、慢性の咳など。

※現在は、慢性気管支炎や肺気腫を総称して、慢性閉塞性肺疾患（COPD）という疾患名も使われます。

3）誤嚥性肺炎

　食べ物や飲み物、胃液などが誤って気管や気管支内にはいることを「誤嚥」といい、誤嚥性肺炎は、細菌が唾液や胃液と共に肺に流れ込んで生じる肺炎です。高齢者の肺炎の70％以上が誤嚥に関係していると言われています。

【原因】口腔や咽頭内容物による誤嚥、胃逆流物による誤嚥があり、老化に伴い、咳反射や嚥下反射の機能低下により起こります。嚥下反射の低下により知らない間に細菌が唾液と共に肺に流れ込む不顕性誤嚥や、嘔吐などによる胃液が食べ物と共に食道を逆流しておこることもあります。

【症状】発熱、せき、喀痰など通常の症状を訴えないことも多く、なんとなく元気がない、倦怠感を訴えることもあります。食事中のむせこみ、常に喉がゴロゴロ鳴っている、唾液が飲み込めない、食事に時間がかかる、痰が汚いなども疑わしい症状です。

5 泌尿器系

❶ 泌尿器系とは

　泌尿器を構成するのは、腎臓・尿管・膀胱・尿道で、新陳代謝の過程でうまれた不要な老廃物を尿として排泄するのが泌尿器の働きです。尿をつくるのが腎臓で、1日に約1.5ℓもの尿が作られ、尿管を通って膀胱に送られます。膀胱は150〜300㎖の尿を貯めることが可能で、一般的な排尿の回数としては、昼間は5回〜7回、夜間（就寝中）は0回〜1回ですが、高齢者では夜間の排尿回数が増えていく傾向があります。また、腎臓の働きは尿の生成だけではなく、血圧の調節やホルモンの調節・造血作用にも関っています。

❷ 泌尿器系疾患

1）排尿障害

　排尿障害とは、正式には下部尿路症状と言い、高齢者では特に頻尿や尿失禁が多いですが、尿失禁とは自分の意思とは関係なく尿漏れが起きてしまうこと

を言います。

<尿失禁と原因>
1. 機能性尿失禁：膀胱・尿道・神経には異常はないですが、認知症・意識障害などにより起こすものです。
2. 神経系の異常による尿失禁：神経因性膀胱。
3. 膀胱・尿道の異常による尿失禁。
    腹圧性尿失禁と前立腺肥大が原因の尿失禁があります。腹圧性尿失禁とは、咳やくしゃみなどで急に腹圧がかかったときに尿漏れする尿失禁です。

2) 前立腺肥大

「前立腺」とは、男性のみに存在する生殖器の事で、膀胱の真下にあり、クルミほどの大きさで、尿道を取り囲むかたちで存在しています。前立腺肥大症とは、前立腺が肥大して、尿道を圧迫し、排尿障害を起こす病気のことです。男性の「更年期障害」とも言われる病気で、日本の55歳以上の男性の2割の割合で、前立腺肥大の症状があることがわかっています。前立腺肥大の進行過程には第1期から第3期まであり、段階ごとに症状が進行していきます。

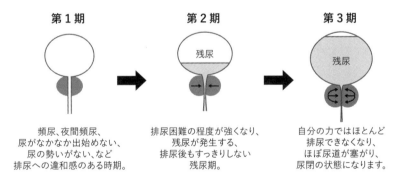

【原因】前立腺が肥大する原因はまだはっきりとは解明されていませんが「男性ホルモンの働き」が関与していると言われており、中高年になって男性ホルモンを含む性ホルモン環境の変化が起こることにより、前立腺が肥大すると考えられています。
【症状】頻尿、排尿困難、残尿感、尿が急に出にくくなる等。

3）尿路感染症

　尿路感染症とは、腎臓から尿道までの尿路に起こる感染症で、ほとんどが細菌によって起こりますが、ウイルス、真菌、寄生虫などが原因となることもあります。炎症を起こした部位によって、腎盂腎炎・膀胱炎・尿道炎と呼ばれます。感染の経路は、尿道→膀胱→尿管→腎盂というように感染するとされています。女性に多いですが、その理由として、膀胱が肛門に近いことや尿道が短いことがあげられます。

- **急性（単純性）膀胱炎**

　女性に多く、大腸菌（約70％）、ブドウ球菌などが尿道から膀胱内に入って炎症を起こし、発症します。「排尿痛」「頻尿」「尿混濁」が三大症状といわれています。その他、血尿、残尿感、尿意切迫感や、下腹部の不快感だけを訴えることもあります。

4）尿路結石症

　尿路結石症は、腎臓から尿道までの尿路に結石が生じる病気です。泌尿器科の外来でみられる病気の中では最も多く、特に壮年男性と閉経後女性に高頻度にかかる病気と言われています。結石のある部位により腎臓（腎）結石、尿管結石、膀胱結石、尿道結石と分類されます。また、尿路結石の95％は上部尿路結石（腎臓、尿管の結石）と言われています。

【原因】結石ができる原因はいまだ十分に分かっておらず、尿路結石症全体の80％以上は原因不明となっています。結石ができる原因としては、

(1) 尿中のカルシウム、シュウ酸、尿酸などが過剰
(2) 結石を抑制する物質（マグネシウム、クエン酸）の減少
(3) 尿路感染、尿路奇形、尿の停滞など
(4) 動物性タンパク質の過剰摂取、水分摂取不足などもありますが、多くの因子が複雑に関与していると考えられています。

【症状】尿路結石の主な症状は強い痛みと血尿です。強い痛みは結石が尿の流れを塞ぎ、腎臓の中の圧が上昇するため起こります。突然に疼痛発作といわれる激痛をおこします。

6 その他のよくある体調不良
❶ 貧血

WHOでは、年齢を問わずヘモグロビン濃度で、男性13g/dℓ未満、女性12g/dℓ未満を貧血としています。高齢者の場合は、男女ともに11g/dℓ未満とするのが妥当と考えられています。高齢者の貧血には、以下のような原因が考えられるため、貧血があった場合は原因をきちんと確認する必要があります。

1) **鉄欠乏性貧血**：低栄養による鉄分不足の他、消化管の悪性腫瘍の場合もあります。
2) **老人性貧血**：他に疾患がないが軽度で一年以上変化がない場合。
3) **巨赤芽球性貧血**：ビタミンB_{12}欠乏や葉酸欠乏によるものが多く、胃を全摘後にビタミンB_{12}欠乏となることが多いと言われています。
4) **骨髄異型性症候群**：造血幹細胞から血球が作られる過程で何らかの問題が生じ、血球の産生がうまくいかない病気です。貧血の他白血球や血小板も減少します。

※村井（1999）特集　貧血：診断と治療の進歩　Ⅱ．診断と治療の実際　8．高齢者の貧血．日本内科学会雑誌第88巻　第6号,90-95

❷ 骨粗鬆症

骨粗鬆症とは、骨量が減り、また骨の構造も変化しもろくなって、骨折を起こしやすくなった状態です。

1) **原発性骨粗鬆症**：老人性骨粗鬆症・閉経後骨粗鬆症・突発性骨粗鬆症
2) **続発性骨粗鬆症**：甲状腺機能亢進症・関節リウマチ・糖尿病等の病気が原因

【原因】腸管でのカルシウム吸収の減少、カルシウムの吸収を助けるビタミンDをつくる働きが弱くなるなど、閉経に伴う女性ホルモンの減少等の理由があります。また、食事量の減少や運動不足、薬の副作用等も影響します。

【症状】身長が低くなる、背中や腰が曲がったり痛みを感じる、骨折のリスクが高い。

❸ 歯周病
　歯周病とは、細菌が集まってできたバイオフィルムによる感染症です。歯周病や齲歯（うし）は、歯の損失の2大疾患と言われています。80歳になっても20本以上の歯があれば、QOLを維持できるため、国は「8020運動」を推奨しています。

　【原因】バイオフィルムの付着（ブラッシングが不充分）、砂糖の過剰摂取、
　　　　　喫煙、糖尿病等。
　【症状】出血、歯肉の腫れ、口臭、歯茎がやせる、歯肉の違和感、口の中が
　　　　　ネバネバする。

第5章

高齢者への植物療法の意義

❶ 高齢者に対する植物療法の基本

> **チェックポイント**
> 高齢者に対する植物療法の概要を確認しましょう。

植物療法の定義と範囲
❶ 植物療法の定義
　植物療法とは、植物が生合成する植物化学（フィトケミカル）成分を含んだ粗抽出物を用いて、ヒトが生まれながらにして有している自然治癒力（自己治癒力と自己調節機能）に働きかけ、疾病の予防や治療に役立てる療法をいいます。

❷ 統合医療における植物療法とその特徴
　統合医療とは、医薬品・手術・放射線による近代・西洋医学と植物療法・心理療法・音楽療法などの相補・代替療法のいずれも視野に入れた、患者中心の医療をいいます。植物療法は、数ある相補・代替療法の中でも医薬品の起源であることから、特異な位置を占めています。

図-1　人類の医療の歴史

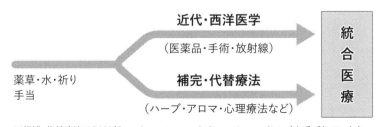

※相補・代替療法はCAM（Complementary and alternative medicine）と呼ばれています。

表-1 近代・西洋医学と相補・代替療法の比較

	近代・西洋医学	相補・代替療法
生命観	機械論	生気論
治療観	故障の修理	バランスとつながりの回復
得意領域	事故・外傷	機能の不調
不得意領域	慢性疾患・心身症	器質的疾患

❸ 植物療法で用いる植物化学（フィトケミカル）成分

　植物療法で用いる植物化学成分は多岐にわたりますが、化学構造式や物理的性質によっていくつかのグループに分類することができます。また同じグループの成分は概ね共通の機能をもたらします。

1. アルカロイド
2. フラボノイド
3. タンニン
4. テルペノイド（精油など）
5. ビタミン・ミネラル
6. 植物酸
7. 油脂
8. ロウ（ワックス）
9. ポリフェノール
10. その他（苦味質など）

❹ 植物療法で用いる剤形

　植物療法で用いるハーブやアロマは、下記のような多様なかたちで取り入れることができます。

1. 茶剤（ハーブティー）
2. チンキ剤
3. カプセル剤
4. 湿布剤
5. 軟膏剤
6. シロップ剤
7. 錠剤
8. その他（粉末剤など）

※カプセル剤や錠剤などの形状をしたものをハーブサプリメントと呼ぶことがあります。ハーブサプリメントは服用が容易であり成分を定量的に摂取できる利点があります。その一方で例えばカプセル剤では芳香成分や呈味成分がもたらす機能は期待できません。

❺ 広義の植物療法（植物型ライフスタイル）

植物療法の示す範囲は広く、下記に示す6つの方法も「植物療法」に含まれます。

1. メディカルハーブ
2. アロマセラピー
3. バッチ博士の花療法（バッチフラワーレメディ）
4. 園芸療法
5. 森林療法
6. フィトケミカル栄養学（野菜や果物がもつ様々な機能性をいかした食事）

❷ 高齢者ケアの植物療法の社会的背景

> **チェックポイント**
> 高齢者に対して植物療法が実施されるようになった背景を確認しましょう。

1 健康転換（health transition）

統合医療が普及してきたことの理由のひとつに、社会の人口転換にともなって問題となってくる疾患の種類の変化があげられます。

例えばわが国の人口は多産多死から多産少死へ、そして少産少死を経て、現在は少産多死へ変遷しています。この人口の移り変わりとともに変化を遂げてきた疾患の種類をみてみると、多産多死の頃は結核などの感染症が、そして少産少死になると肥満、高血圧、糖尿病などの生活習慣病が、そして現在は老人退行性疾患が私たちの健康を保つうえでの問題となってきたことが分かります。このような疾病構造の変遷を「健康転換」といいますが、この変化を受けてわが国の医療の枠組みは医療モデルから生活モデルへとシフトしてきています（表-2）。

表-2　医療モデルと生活モデルの対比

	医療モデル（キュア）	生活モデル（ケア）
目的	救命・治癒	QOL・ADL※
目標	健康	自立
主たるターゲット	疾患	障害
主たる場所	クリニック・病院	家族・社会
チーム	医療従事者	セラピスト・福祉職

※ QOL（Quality of Life）：生活の質　　ADL（Activities of Daily Living）：日常生活動作能力

2 介護領域での治療やケアの目標

　前述のように健康転換がなされたことから、現在の介護領域における治療やケアのターゲットは「疾患」から「障害」へと変遷しました。それに伴い、治療やケアの目標も、「疾患を治療すること」から「いかに生活機能の維持や向上に寄与できるか」ということに変わってきました。

❸ 介護領域の植物療法の有効性と有用性

> **チェックポイント**
> 介護の領域における植物療法の有用性についてみてみましょう。

1 高齢者が抱える健康上の特徴と、植物療法の活用

　高齢者の健康には主に下記の3つの問題があり、それぞれの問題に対してハーブやアロマなどの植物療法を活用することができます。

1. 細胞の老化による退行性疾患
　➡ハーブや精油の抗酸化・抗炎症・抗菌・抗糖化作用による老化制御
2. 消化器系や代謝系の機能低下
　➡消化器系や代謝系（肝・腎）への負担が少ないハーブやアロマを活用する
3. 脳機能や生命力（自然治癒力）の低下
　➡ハーブや精油により五感を刺激し、生命力を賦活させ、生体防御機能を向

上させる

② 老年症候群に対するメディカルハーブの有効性・活用性

植物療法は前述の表-2に示した生活モデルを実現するうえで、下記に示す6つのポイントにおいて有用・有効であるといえます。

1. 生体防御機能の向上によるQOLやADLの維持・向上
2. 抗酸化・抗糖化・抗炎症作用による疾病の1次～3次予防
3. 五感の刺激による生命力の向上と生命感覚の賦活
4. 個体差や嗜好に応じたオーダーメイドのプログラム
5. セルフメディケーションや治療に対するモチベーションアップ
6. 疾病の予防やコストパフォーマンスによる医療費の削減

❹ EBMとNBM

> **チェックポイント**
> 植物療法の有用性に関する科学的根拠について確認しましょう。

① EBMの定義

EBM（Evidence Based Medicine）は「根拠（エビデンス）に基づく医療」と訳されます。つまり、曖昧な経験や主観、直感に頼るのではなく、科学的なエビデンスに基づいて医療を実践することを意味します。

② EBMを実践するための3要素

EBMとは「エビデンス」と同義語であったり、「エビデンスのみによって行われる医療」であったりするのではなく、エビデンスに併せて、医療そのものを構成する要素が大きく関わります。EBMを実践するためには次の3つの要素が必要とされています。

A) 医療従事者の臨床技能（clinical expertise）
B) 患者の価値観・好み（patients preferences）
C) 外部の臨床的根拠（external clinical evidences）

③ メディカルハーブのエビデンスレベル

表-3 メディカルハーブのエビデンスの例
NATURAL STANDARD HERB & SUPPLEMENT (2005)

ハーブ	対応疾患	評価
バレリアン	不眠症	B
ホースチェストナット	慢性静脈不全	A
チェストベリー	高プロラクチン血症	B
ゴツコラ（センテラ）	慢性静脈不全	B
	拡張蛇行静脈	B
デビルズクロウ	変形性関節炎	B
フィーバーフュー	片頭痛予防	B
ニガウリ	糖尿病	B
ソウパルメット	良性前立腺肥大	A
ブラックコホシュ	更年期症状	B
イチョウ（ギンコウ）	跛行（末梢血管疾患）	A
	認知症	A
エキナセア	上気道感染	B
ミルクシスル	肝硬変	B
	慢性（肝炎）	B
クランベリー	尿路感染予防	B
ホーソン	鬱血性心不全	A
ジンジャー	妊娠悪粗、つわり	B
スギナ（ホーステール）	利尿作用	B
セントジョーンズワート	抑うつ（軽度から中等度）	A

A 使用効果を裏付ける強力な科学的根拠がある　B 使用効果を裏付ける十分な科学的根拠がある

4 臨床応用上のカテゴリー

表-4　臨床応用上のカテゴリー：植物性薬剤の治療カテゴリー（Fintelmann 1993）より

カテゴリー	特性
カテゴリー1	植物性薬剤が第一選択薬であり、代わりとなる合成薬がない適応症。 例）中毒性肝炎
カテゴリー2	植物性薬剤が合成薬の代わりとして使用されることができる適応症。 例）情動不安/軽・中度のうつ病、機能性消化不良、非特異的尿路感染症
カテゴリー3	フィトセラピーが基本治療に対するアジュバントとして用いられる適応症。 例）心臓、肝臓、呼吸器疾患のアジュバント療法
カテゴリー4	合成薬を用いた合理的治療の妨害・遅延を引き起こすため、植物性薬剤の使用が適切ではない、あるいは誤りである適応症。

表-5　医薬品の代替または補完として活用（サプリメントで服用）する例

対応疾患	適応するサプリメント
肝炎	ミルクシスル
前立腺肥大	ソウパルメット
認知症	イチョウ葉
上気道感染症	エキナセア
非特異的尿路感染症	クランベリー
不眠	バレリアン
軽・中度のうつ	セントジョーンズワート
更年期障害	ブラックコホシュ

表-6　日常のヘルスケアとしての活用（ハーブティーで服用）する例

分類	適応するハーブティー
消化器系	ジャーマンカモミール・ペパーミント・フェンネル
循環器系	ホーソン・黒ブドウ葉・アーティチョーク
呼吸器系	エキセアナ・タイム・ウスベニアオイ・マレイン
神経系	セントジョンズワート・リンデン・オレンジフラワー・パッションフラワー
代謝系	マルベリー・ダンディライオン・アーティチョーク
婦人科系	ジャーマンカモミール・サフラン・ラズベリーリーフ
中枢系	ローズマリー・セージ・サフラン
泌尿器系	クミスクチン・スギナ・ネトル
免疫系	ネトル・白樺・ローズヒップ
筋・骨格系	スギナ・ローズヒップ・ネトル
アダプトゲン	エゾウコギ

5 NBM～物語に基づく医療

　NBMは「Narrative Based Medicine」であり、「物語に基づく医療」と訳され、この考え方は先述のEBMと相対するように、必然的に現れました。臨床現場でEBMがひろまりつつある中で、同時に統計学や確率論を基に考える基盤をもつEBMの限界も見えてきました。個々の患者が個性的であればあるほど、統計や確率論で浮かびあがった根拠が当てはまる部分は少なくなっていきます。このようなEBMの限界を補完する実践法として注目されはじめているのがNBM、つまり、患者の「物語」を重視し、それを基に個々の患者へのアプローチを定めていこうという方法です。医療従事者と患者との付き合いは数字で割り切れるものではなく、それぞれの生き様がぶつかり合うような人と人とのふれあいでもあるのです。NBMとは、病を、患者の人生という大きな物語であるとみなし、患者を物語の語り手、病いの経験の専門家として尊重する一方で、医学的な疾患概念や治療法も、あくまでも一つの医療者側の物語と捉え、さらに治療とは、両者の物語を摺り合わせるなかから新たな物語を創り出していくプロセスであると考えるような医療であるといえます。

❺ 高齢者へ植物療法を導入するときのリスク管理

> **チェックポイント**
> 植物療法を高齢者に活用する際にどのようなリスクがあり、どう管理していくのかを確認しましょう。

1 日常的なリスク管理

❶ アロマやハーブを導入する上で考えられるリスク
- 精油やハーブ、アロマスプレー等の誤飲、精油の香りを不快に感じる、マッサージ油を使用する際のアレルギー反応、精油やハーブと使用している薬との薬物相互作用等。
- 精油やハーブを使用する以前にも、基本的な高齢者介護で起こりやすい事故をよく把握しておき、関わる上で高齢者の転倒等によく注意しましょう。

❷ アロマ＆ハーブ導入の注意点
アロマやハーブを高齢者ケアに導入する際には、起こりうる様々なリスクを予測し、事故がおきないようリスク管理を行います。

1）本人および家族への確認事項
- 説明と同意（アロマやハーブを取り入れるにあたり、目的やメリット、注意事項等を説明し、理解・同意を得ます）。
- 既往歴および現病歴と、内服薬の内容について確認し、禁忌の精油やハーブおよび薬との相互作用について確認します。
- アレルギーの有無について確認します（エタノール・植物・食事・オイル等）。
- ハンドトリートメントの実施に当たっては、必ずパッチテストを行います。

2）施設環境の確認および注意事項（施設に導入する際）
- 基本的なケアの質（ADL・QOL）がどうか確認し、アロマやハーブによるケアを受け入れる土壌が整っているか、どのように導入できるかを検討します。
- 基本的なリスク管理ができているか確認し、アロマやハーブを導入する上

でのリスク管理を検討します。
3）医療従事者との連携
　高齢者ケアにアロマやハーブを取り入れる際は、主治医、看護師、ケアマネージャー、相談員等他の職種とも連携を図り、ケアプランのもと、ケア目標に基づいてアロマやハーブによるケアを実施できるとよいでしょう。ハーブ・アロマケアありきではなく、目的、目標、本人の主体性や自己決定の尊重が大切です。服薬中の方は主治医に確認しましょう。
4）職員教育と連携
　高齢者施設でアロマやハーブを取り入れる際は、職員に対して、アロマやハーブに関する基本的な知識を伝える必要があるでしょう。
- 精油やハーブの基本的な取扱いおよび注意事項
- アロマセラピーやハーブ療法の基本
- 高齢者ケアにおけるアロマやハーブの活用法等
- 精油やハーブによるトラブルに対する対処法

2 医薬品との相互作用

❶ メディカルハーブと医薬品との相互作用の例

　セントジョーンズワート（*Hypericum perforatum*）は肝薬物代謝酵素を誘導するため、医薬品の効果を減弱する可能性があることから、2000年5月10日厚生省（当時）はセントジョーンズワート含有食品と次の医薬品との併用に関する注意を促す発表を行いました。

> イジナビル（抗HIV薬）・ジゴキシン（強心薬）・シクロスポリン（免疫抑制薬）テオフィリン（気管支拡張薬）・ワルファリン（血液凝固阻止薬）・経口避妊薬

❷ メディカルハーブや精油が有する一般的な傾向

1. 肝解毒（薬物代謝）酵素の誘導
2. 抗凝固作用の増強
3. 光感受性の増強（特にフロクマリン類やクロロフィル）
4. 経皮吸収の促進（特にモノテルペンアルコール）

※メディカルハーブがもたらす薬物相互作用に対しては最近ではその作用を積

極的に活用して行こうというアプローチも散見されています。
(例)　アセトアミノフェンとミルクシスル（肝保護）
　　　　抗がん剤とエゾウコギ（免疫補助）
　　　　ある種の薬剤とブラックペッパー（生物学的利用能の向上）

第6章

介護・ケアラーケアに役立つ植物療法

　ハーブやアロマは、高齢者にとって普段なじみのあるものではありませんが、国産のアロマである、ユズやハッカ、ヒノキなどは「かいだことのある香り」で使いやすかったり、ハーブもドクダミ、クワ（マルベリー）は聞いたことがある人もいます。本書では、高齢者への使用を考え、国産のハーブ・アロマを多くご紹介しますが、手に入りにくい場合は代替レシピをご参照下さい。また、香りや味は個人差が大きいので、効能も大事ですが、好みを配慮しましょう。
※服薬中の方は薬とハーブや精油の相互作用に注意して活用してください。

❶ 環境衛生と感染症予防

> **チェックポイント**
> 環境衛生と感染症予防に役立つ植物療法にはどのようなものがあるのか確認しましょう。

1 清潔・衛生管理

●消臭対策

ハーブ：和薄荷、ラベンダー、ローズマリー
　活用法　サシェ、ハーブソルト、ガラスポット
アロマ：和薄荷、ヒバ、ヒノキ、モミ
　活用法　芳香浴、アロマスプレー、アロマソルト、サシェ

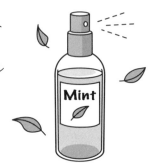

消臭アロマスプレー

レシピ名	消臭アロマスプレー
目　的	●各種消臭用（トイレ・排泄介助・玄関・キッチン・靴・衣類等） ●感染症予防対策としても活用可
用　途	●トイレに設置：排泄後の臭い対策 ●排泄ケア後に使用：オムツ交換後、ポータブルトイレの消臭等 ●玄関に設置：下駄箱・靴・スリッパの臭い対策 ●キッチンに設置：生ゴミの臭い対策 ●汚物処理室・ゴミ処理室等独特の悪臭がある場所に設置
効　用	和薄荷：アンモニア臭の消臭にむいている。トイレ・玄関・生ゴミ等 ヒバ・モミ：同上。独特な香りで苦手な方は下記代替レシピを。 ヒノキ：やわらかい香りなので、お部屋の消臭にも向いている。
材　料	消毒用エタノールまたは無水エタノール　5ml 精製水 45ml　スプレー付ボトル 60ml用 ビーカー（50ml） 精油： ①和薄荷　8滴　＋　ヒバ　4滴 ②和薄荷　8滴　＋　モミ　4滴 ③和薄荷　8滴　＋　ヒノキ　4滴
作り方	●ビーカーにエタノール　5mlを量って、スプレーボトルに入れる。 ●スプレーボトルに精油を入れて混ぜる。 ●精製水 45mlをスプレーボトルに加える。 ●ふたをしたあと、よく振り混ぜる。

使い方	●空中に向けてスプレーする。目に入らないように注意。 ●時間がたつと精油のオイル分と水が分離することがあるため、使用前は必ず容器をよく振って中身を混ぜてから使用する。
材料費 50㎖分	容器、精製水、無水または消毒用エタノール、精油12滴 各450円程度
代替レシピ	●和薄荷の香りが苦手な方は和薄荷の代わりに ……ペパーミント　8滴 ●ヒバ・モミ・ヒノキの代わりに ……レモン・オレンジ・ユーカリ・レモングラス

※材料費は分量で概算した目安ですのでご了承下さい。

●感染症予防

アロマ：ティートリー、ラベンダー、和薄荷

アロマ手指清潔ジェル

レシピ名	アロマ手指清潔ジェル
目　的	手の清潔保持のため。
用　途	手を洗った後に本品を手全体に擦り込んで使う。
効　用	ヒバ・ヒノキ・和薄荷：抗菌作用
材　料 30㎖の場合	精製水　25㎖　無水または消毒用エタノール　5㎖　マリナジェル0.2g 精油：ヒバ　2滴、ヒノキ　2滴、和薄荷　2滴 遮光ガラス瓶　70㎖　遮光瓶にとり付けられるポンプ　1本
材　料 60㎖の場合	精製水　50㎖　消毒用エタノール　10㎖　マリナジェル1包（0.45g） 精油：ヒバ　4滴、ヒノキ　4滴、和薄荷　4滴 遮光ガラス瓶　70㎖以上のもの　遮光瓶にとり付けられるポンプ　1本

作り方	● 遮光ガラス瓶にマリナジェル 0.2g または 1 包を入れます。 ● エタノール 5 ㎖ または 10 ㎖ を量り、遮光ガラス瓶にうつし、精油を加えます。 ● 遮光ガラス瓶を軽く振り、マリナジェルの粉末を消毒用エタノールによく混ぜます。 ● 精製水を 25 ㎖ または 50 ㎖ を量り、遮光ガラス瓶に加えます（軽く振りながら）。 ● さらに左右によく振り、マリナジェルを溶かします。 ● 遮光ガラス瓶のふたをポンプに取りかえて出来上りです。 ● 溶解後は冷蔵庫に保管し、1 週間以内に使い切りましょう。
使い方	手を洗ったあとに、手指清潔ジェルを手全体に擦り込みます。塗った直後は少しべたつきますが、時間がたつと気にならなくなります。
材料費	精製水、消毒用エタノール、遮光ガラス瓶、ポンプ、精油、マリナジェル 計 300 円程度
代替レシピ	抗菌力のあるティートリー、ラベンダー、モミ、ユーカリ、クロモジも活用できます。消毒効果を期待して作る場合は、消毒用エタノールを薄めずに使うのが良いですが、アルコールの臭いと、刺激が強くなります。 ★アルコール過敏の方は、エタノールの代わりに植物性グリセリンを使って作成しましょう（植物性グリセリン　5㎖　精製水　55㎖　マリナジェル1包）

2 免疫力・自然治癒力の向上

ハーブ：エキナセア、エゾウコギ、グリーンティー
　活用法　ハーブティー、チンキ
アロマ：ラベンダー、オレンジ（睡眠）

活用法　芳香浴、アロマスプレー、アロマシール

③ 口腔衛生

●うがい

ハーブ：和薄荷、セージ、タイム、ペパーミント

　活用法　ハーブティー、チンキ

アロマ：ティートリー

　活用法　100mlのお水にティートリー1滴、よく混ぜてうがい

口腔ケア用マウスウォッシュ

レシピ名	口腔ケア用マウスウォッシュ
目　的	うがいを行うことにより、虫歯・歯周病予防・口臭予防に役立てる。
用　途	うがいに使用。
効　用	和薄荷：抗菌・消臭。ハッカ水は日本薬局方にも収載され、うがいに使用される。
材　料	ドライハーブ：和薄荷　2～3g　ウォッカ　100ml ふた付ガラス瓶　1つ　ビーカー　量り　保存容器
作り方	●漬け込み用のふた付ガラス瓶にドライハーブを入れ（瓶に半分くらい）、ウォッカ100mlを注ぎ、ハーブが浸る状態にします。 ●容器のふたを閉めた後、よく振ります。容器に日付とラベルを貼り、2週間置いておきます。その際、ハーブの成分をアルコールに抽出しやすくするために、1日1～2回容器を振ります。 ●2週間後茶こしでこして、保存容器に入れてふたを閉めます。 ●日付ラベルを貼ります。

使い方	最大ティースプーン1杯（5ml程度）を水かぬるま湯100～150mlの配分で混ぜてうがいをします。うがいの方法はP.32参照。 ●精製水を足して小さいスプレーボトルに入れてブレスケアとして使ったり、夏にデオドラントスプレーとしても活用できます。
材料費	和薄荷、ウォッカ、ふた付ガラス瓶 計500円程度
代替レシピ	●カレンデュラ・タイム・ペパーミント・セージも口腔ケア用チンキに活用できます。 ●アルコールが苦手な方は、ハーブティーを作って冷まし、うがいに使うこともできます。 ●ドライハーブの代わりに、フレッシュハーブも活用できます。ドライハーブより量を多めに使います。ガラス瓶の2/3～3/4までハーブを入れて、アルコールをハーブが浸るまで加えましょう（花・葉の場合）。根や樹皮、果実は1/3～1/2程度。
その他	●アルコール過敏の方、アルコールが苦手な方は、市販のチンキ剤をご利用ください。日本で市販されている輸入チンキ剤は酒税法などの関係でアルコールは含まれていません。

4 風邪予防・初期対応

●初期対応
ハーブ：エキナセア、ローズヒップ、エルダーフラワー、ジャーマンカモミール、リンデン、和薄荷
　活用法　ハーブティー、チンキ、シロップ、ハニー
アロマ：ティートリー、ラベンダー、モミ
　活用法　芳香浴、アロマスプレー
●のどの痛み
ハーブ：ウスベニアオイ、マシュマロウ、ジャーマンカモミール
　活用法　ハーブティー、チンキ、シロップ、ハニー

● 咳
ハーブ：タイム、マレイン
　活用法　ハーブティー
アロマ：ユーカリ
　活用法　蒸気吸入、アロマシール、マスクに1滴
● 疲労回復
ハーブ：ハイビスカス、ローズヒップ
　活用法　ハーブティー、ビネガー、シロップ
● ハーブティブレンド例
　○グリーンティー　小さじ1・エキナセア　小さじ1・ペパーミント　小さじ0.5
　○エゾウコギ　小さじ1.5・和薄荷　小さじ0.5
　○エキナセア　小さじ1・エルダーフラワー小さじ1・ローズヒップ小さじ0.5
　○ジャーマンカモミール　小さじ2・リンデン　小さじ1
　○ジャーマンカモミール　小さじ2・マシュマロウパウダー　小さじ1
　○ハイビスカス　小さじ1・ローズヒップ　小さじ1
　○タイム　小さじ1・マレイン　小さじ1・ペパーミント小さじ0.5

風邪予防エキナセアチンキ

レシピ名	風邪予防エキナセアチンキ
目　的	風邪の流行時期に予防やひき始めの悪化予防に役立てます。
用　途	水やハーブティーに混ぜて飲用します。
効　用	エキナセア：免疫賦活・抗菌・消炎・抗ウイルス ★エキナセアの中でも特に埼玉エキナセアは緑茶の製法で作られており、飲みやすい。
材　料	ハーブ：エキナセア　10g　ウォッカ　100㎖　ふた付ガラス瓶　保存容器

作り方	●漬け込み用のふた付ガラス瓶にドライハーブを入れ（瓶に半分くらい）、ウォッカ100mlを注ぎ、ハーブが浸る状態にします。 ●容器のふたを閉めた後、よく振ります。容器に日付とラベルを貼り、2週間置いておきます。その際、ハーブの成分をアルコールに抽出しやすくするために、1日1～2回容器を振ります。 ●2週間後茶こしでこして、保存容器に入れてふたを閉めます。 ●日付ラベルを貼ります。
使い方	チンキ剤1～3ml（ティースプーン1/2程度）を水かぬるま湯100mlに入れ、よく混ぜてから飲みましょう。胃腸や肝臓の弱い人、アルコールが飲めない人は、熱湯でチンキ剤のアルコール分を蒸発させた後に飲みましょう。
材料費	エキナセア、ウォッカ、ふた付ガラス瓶 計400円程度
その他	●アルコール過敏の方、アルコールが苦手な方は、市販のチンキ剤をご利用ください。日本で市販されている輸入チンキ剤は酒税法などの関係でアルコールは含まれていません。

ハイビスカスビネガー

レシピ名	ハイビスカスビネガー
目　的	疲労回復や、健康管理に役立てる。
用　途	食事や飲料として使用する。
効　用	ハイビスカス：代謝促進、消化機能促進、緩下、利尿
材　料	ドライハーブ（ハイビスカス）　5g 酢（アップルビネガー）　100ml ふた付ガラス瓶　2つ

作り方	● 漬け込み用のガラス瓶にドライハーブを入れ、酢を注ぐ。 ● ふたをして1週間置く。 ● 1週間後茶こしでこして、保存用のガラス瓶に入れてふたをする。 ● 保存のガラス瓶のまま、冷暗所で保存。6カ月以内に使用する。
使い方	ドリンク：ハイビスカススカッシュ・ハイビスカスティー サラダ：ドレッシング代わりに
材料費	ハイビスカス、りんご酢、ふた付ガラス瓶 計　400円程度

❷ 脳の活性化と認知症ケア

> **チェックポイント**
> 脳の活性化と認知症ケアに役立つ植物療法にはどのようなものがあるのか確認しましょう。

1 脳の活性化・認知症予防に

ハーブ：アンジェリカ、イチョウ、セージ、サフラン、ローズマリー
　活用法　ハーブティー、料理
アロマ：ローズマリー、レモン
　脳の活性化…樟脳・レモン・レモングラス・ローズマリー
　リラックス…オレンジ・ラベンダー・ユズ・ヒノキ
　活用法　芳香浴、アロマスプレー、アロマスティック、アロマシール

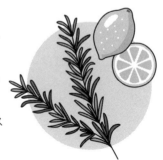

② 抗酸化物質の摂取に
ハーブ：黒葡萄葉、セージ、ローズヒップ、ローズマリー
　活用法　ハーブティー、料理
●ハーブティーのブレンド例
　○黒葡萄葉　小さじ2・ローズヒップ　小さじ1
　○セージ　小さじ1・ローズマリー　小さじ1・ペパーミント　小さじ0.5

③ 認知症の周辺症状へのケアに
❶ 不穏・興奮
ハーブ：アンジェリカ、オレンジフラワー、ジャーマンカモミール、リンデン
アロマ：ラベンダー、ヒノキ、ユズ

❷ 抑うつ
ハーブ：サフラン、セントジョーンズワート、ペパーミント
アロマ：オレンジ、ネロリ、月桃

❸ 不眠
ハーブ：オレンジフラワー、リンデン、ジャーマンカモミール
アロマ：ラベンダー、オレンジ

❹ 不安
ハーブ：パッションフラワー、ジャーマンカモミール
アロマ：イランイラン、オレンジ、ラベンダー、ユズ

ハーブ活用法　ハーブティー
アロマ活用法　芳香浴、アロマスプレー、アロマシール、入浴剤

脳の刺激＆リラックス用アロマ芳香浴

レシピ名	脳の刺激＆リラックス用アロマ芳香浴
目　的	日中にリフレッシュブレンドで脳の活性化、夕方から夜はリラックスブレンドでリラックスできる精油を使い、生活リズムを整えるとともに、嗅覚刺激による脳の活性化を図る。
用　途	必要な時に香りをかぐ
効　用	ローズマリーカンファー・レモン：脳の活性化 ラベンダー・オレンジスイート：リラックス
材　料	リフレッシュブレンド（精油：ローズマリー7滴・レモン3滴） リラックスブレンド（精油：ラベンダー7滴・オレンジ3滴） 精油を染み込ませることのできるスポンジ等　持ち運びのできる小さな密閉容器 ★芳香浴スポンジを内蔵してある手軽な「アロマスティック」も市販されています。
作り方	●スポンジ等に精油を適量(10～20滴程)含ませます。 ●密閉容器にスポンジを入れ、しっかりとふたを閉じます。 ●アロマスティックの場合は、香りが3カ月くらい持続します。
使い方	普段持ち歩いて好きな時にかいでみましょう。仕事中の眠気、会議前のリラックス等にも活用できます。介護者のストレスケアにも活用できます。
材料費	精油10滴、リフレッシュ・リラックスブレンド共に計850円程度

代替レシピ	<精油> 国産リフレッシュブレンド（和薄荷7滴・ジンジャー3滴） 国産リラックスブレンド（ユズ7滴・ヒノキ3滴） ★「ピタッとアロマクリア」（滴下した精油が徐々に揮発するように作られたアロマシール）シールに精油を2、3滴たらして、服に貼ると香りが8時間持続するものも市販されています。

ジャーマンカモミールのミルクティー

レシピ名	ジャーマンカモミールのミルクティー
目的	温かい牛乳とカモミールのリラックス作用で、ストレス緩和を図る。
効用	ジャーマンカモミール：鎮静
材料	牛乳／または豆乳　200cc　ジャーマンカモミール3g ハチミツ（お好みで）
作り方	●牛乳または豆乳を鍋に入れて、ジャーマンカモミール3gを入れる。 ●火にかけて弱火で10〜15分煮出す。 ●茶こしでこしてティーカップに注ぐ。
材料費	牛乳　200cc、ジャーマンカモミール　3g 計300円程度

●ハーブティのブレンド例
　○アンジェリカ　小さじ2・ペパーミント　小さじ1
　○オレンジフラワー　小さじ1・リンデン小さじ2
　○セントジョーンズワート　小さじ2・ジャーマンカモミール　小さじ1
　○パッションフラワー　小さじ2・ジャーマンカモミール　小さじ1

❸ スキンケア

> **チェックポイント**
> スキンケアに役立つ植物療法にはどのようなものがあるのか確認しましょう。

1 乾燥予防・ケア

植物油：マカデミアナッツ油、ホホバ油
　活用法　浸出油、軟膏の基剤
ハーブ：カレンデュラ、ジャーマンカモミール
　活用法　浸出油、ハーブウォーター、軟膏、クリーム
アロマ：クロモジ、ラベンダー
　活用法　アロマオイル、ローション、軟膏、クリーム

スキンケア用カレンデュラ浸出油

レシピ名	スキンケア用カレンデュラ浸出油
目　的	乾燥肌や軽度の乾燥型の湿疹。
用　途	そのまま塗布、または軟膏の材料として活用。
効　用	カレンデュラ：皮膚や粘膜の修復、消炎、抗菌、抗真菌、抗ウイルス
材　料	ハーブ：カレンデュラ3g　マカデミアナッツ油　100mℓ　ふた付ガラス瓶　1個　ビーカー　量り　遮光ガラス瓶

作り方	●ふた付ガラス瓶にカレンデュラ 3g を入れます。 ●マカデミアナッツ油 100ml をそそぎます。 ●ガラス瓶のふたをしっかり閉めて軽く振ります。瓶に日付ラベルを貼ります。 ●温めると溶出しやすいため、暖かい場所に 2 週間ほど置きます。その間、ハーブの成分を植物油に溶出しやすくするために、1 日 1 回瓶を軽く振ります。 ● 2 週間後、瓶の中身をガーゼやキッチンペーパーでこし、浸出油を絞りきります。 ●絞ったオイルは、遮光ガラス瓶に入れてふたをします。 ●遮光瓶に日付ラベルを貼ります。 ●遮光ガラス瓶のまま、冷暗所で保存。約 3 カ月以内に使用します。
使い方	お風呂上りにフローラルウォーターなどで保湿後、皮膚の乾燥部位、かゆみのある部位に塗布しましょう。高齢者の皮膚の乾燥、手荒れ、かかとの乾燥、唇の乾燥にも使えます。
材料費	カレンデュラ、マカデミアナッツ油、ふた付ガラス瓶　遮光ガラス瓶 計 2100 円程度

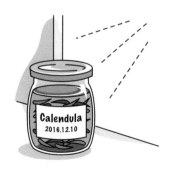

カレンデュラ軟膏

レシピ名	カレンデュラ軟膏
目 的	皮膚の保護や乾燥ケアに。
用 途	乾燥の気になる部位に塗ります。
特 徴	カレンデュラ：皮膚や粘膜の修復や保護、消炎、抗菌、抗真菌・ウイルス
材 料	カレンデュラ油25㎖　ミツロウ　3〜5g　水（湯煎用）　木べらや竹串　ビーカー30㎖、50㎖　鍋（湯煎用）　クリーム容器　40㎖以上のもの
作り方	●カレンデュラ油25㎖をビーカー（30㎖）に量ります。 ●ミツロウをビーカー（50㎖）に入れ、カレンデュラ油を注ぎます。 ●鍋にお湯をわかし、ミツロウ入りビーカーを浸して湯煎にかけ、ミツロウが完全に溶けるまで混ぜます。 ●ミツロウが溶けたら、鍋からビーカーを出して、保存容器に入れます。 ●軟膏が固まったらふたをし、日付ラベルを貼ります。 ●保存容器のまま冷暗所で保存。約6カ月以内に使用しましょう。 ●使用する際は、手指をきれいにしてから容器に手を入れ、雑菌が入らないようにしましょう。 ★固さは、ミツロウを減らしたりカレンデュラ油を増やす等で調節しましょう（3gは柔らかめ、5gではしっかり固め）
使い方	かかとや、手荒れ部位、乾燥部位に塗ります。
材料費	手作りカレンデュラ油、ミツロウ　3〜5g、容器50㎖ 計900円程度

皮膚の保湿用クロモジウォーター

レシピ名	皮膚の保湿用クロモジウォーター
目的	皮膚の保湿や消炎、かゆみ、水虫予防に活用する。
用途	クロモジウォーターを気になる箇所にスプレーする。
特徴	クロモジ：鎮静　消炎　鎮痛　抗菌　血行促進　消化器系機能調整
材料	クロモジウォーター
使い方	顔、頭、手足等どこでも気になるところへスプレーして使います。 顔：化粧水代わりに 足：乾燥予防・水虫予防に
材料費	2800円程度
代替レシピ	ローズウォーター　1800円程度

皮膚の保湿用ラベンダーオイルローション

レシピ名	皮膚の保湿用ラベンダーオイルローション
目的	皮膚の保湿に活用する。
用途	乾燥やかゆみのある部位に塗布する。
特徴	ラベンダー：鎮静・鎮痙・消炎・鎮痛・抗菌 マカデミアナッツ油：パルミトオレイン酸を含むため、肌になじみやすい、保護。
材料	精油：ラベンダー4滴　精製水　10mℓ　遮光ガラス瓶　30mℓ用　ホホバ油またはマカデミアナッツ油またはオリーブ油　10mℓ
作り方	●キャリアオイル10mℓを遮光ガラス瓶に入れる。 ●ラベンダー精油4滴を入れ、ガラス棒などで混ぜる。 ●精製水10mℓを入れる。 ●保存容器に入れ、2週間以内に使い切りましょう。

使い方	●入浴後に肌の乾燥部位へ塗布。油分と水分が分離するため、使用前に必ずよく振りまぜて使いましょう。 ●乾燥が強い場合はカレンデュラ油をさらに塗布してもよいでしょう。
材料費	容器、精油、精製水、マカデミアナッツ油 計450円程度
参　考	(医) 長谷川会湘南ホスピタル薬剤科、佐藤玲子ら (2011) 医療療養病床における精油の活用～老人性皮膚乾燥症・掻痒症に対するラベンダー使用例～

2 かゆみ対策

ハーブ：カレンデュラ、ジャーマンカモミール
　活用法　ハーブティー、入浴剤、バスソルト、湿布剤
アロマ：ローマンカモミール、ラベンダー
　活用法　アロマオイル、バスソルト、ローション、軟膏、クリーム
レシピ：ラベンダーオイルローション(P.111)

3 軽度の褥瘡

ハーブ：カレンデュラ、ジンジャー、ローズヒップ
　活用法　ハーブティー、入浴剤、バスソルト
アロマ：ティートリー、ラベンダー
　活用法　アロマオイル
その他：白色ワセリン、クロモジウォーター、ローズウォーター
　活用法　褥瘡予防・初期対応に皮膚に塗布。白色ワセリンは皮膚の保護になるため、発赤が出来たら白色ワセリンで保護します（基本は発赤を作らないことです）。

4 水虫予防

ハーブ：エキナセア、タイム
　活用法　ハーブティー

アロマ：クロモジ、ティートリー
　活用法　アロマスプレー、ローション、入浴剤
その他：クロモジウォーター
　活用法水虫予防・ケアに、そのまま皮膚に塗布

水虫ケアの基本
●水虫の予防
　皮膚の清潔を保ち、通気性の高い靴を履きましょう。白癬菌の感染が成立するまで最低24時間かかるため、白癬菌が皮膚に付着してもすぐに足を洗えば感染を防ぐことができます。しかし、傷があると、白癬菌が侵入しやすくなるため、足を傷つけないように優しく洗うことが大切です。
　家庭内に水虫患者がいる場合は、マットの共用を防ぎ、また、マットをこまめに洗ってよく乾燥させることが大切です。
●水虫のケア
<水虫によい精油>
　白癬菌に効果があると言われる精油には、ラベンダー、ティートリー、クロモジ等があります。クロモジはティートリーに比べ、白癬菌に対する最小発育阻止濃度が4倍強かったという報告もあります。
<足浴・手浴>
　足浴や手浴だけでも白癬菌にはかなりの効果があります。42℃で20分間の足浴で90％以上の白癬菌が殺菌されたという報告があります。ただし、42℃は人によってはかなり熱く感じますので、気を付けましょう。
<足浴・手浴の方法>

材　料	精油（クロモジ、ティートリー、ラベンダー等）1～2滴
	洗面器、40度程度のお湯と差し湯、新聞紙や防水シーツ、雑巾、保湿用ローションや軟膏、拭き取り用のバスタオルかタオル

実施方法	●室温が22〜24度くらいの場所で行います。手や足を出しても寒くない様にしましょう。 ●高齢者に対して実施する場合、あらかじめ排泄を済ませておいてもらいましょう（または排泄介助をすませておきましょう）。 ●安楽な姿勢を整えます。 ●バスタオルや毛布を使って保温をして不必要な露出を避け、また洋服が濡れないようにめくりましょう。 ●洗面器やバケツにお湯を入れ、精油を1〜2滴入れてよく混ぜます。 ●手もしくは足にお湯をかけてなじませながらお湯に入れていきます。 ●足首や手首を十分にお湯が浸るようにします。10〜15分程度浸します。お湯がぬるくなったら、十分気を付けながら差し湯をしましょう。 ●足や手をバスタオル上に置き、くるみます。バスタオルで両手や両足をしっかりと拭きましょう。皮膚と皮膚が重なってしまっている場所は念入りに拭きます。 ●最後に、保湿ローション、クリームや軟膏などを塗布します。
観察項目	高齢者に実施する場合は、足や手の状態をよく観察しましょう。傷・褥瘡・湿疹等ないか（拘縮がある方の場合は、指と指の間に褥瘡が出来ていることもあります）、爪の状態、浮腫みはないか等を観察します。異常があった場合は、医師や看護師に伝えましょう。また、手浴・足浴の途中で体調も確認し、気持ちが良いかどうかなど確認しましょう。
注意事項	●お湯につける前に、必ず温度を確認しましょう。特に麻痺のある方は温度感覚も麻痺しているため、熱い湯でもわからない場合があります。 ●床が濡れた場合はすぐにふき取り、転倒予防に注意しましょう。

水虫予防・ケアレシピ

レシピ名	水虫予防・ケアレシピ
目　的	清潔保持と水虫予防・水虫治療の補完療法として
用　途	水虫予防や補完療法として、足全体に塗布する。 介護者の予防として、水虫ケア後に手に塗布する等。
効　用	クロモジ：ティートリーよりも白癬菌に対する効果は強い。リラックス作用もあわせもつ。 ティートリー：抗菌・消炎作用
材　料	① クロモジスプレー 精油：クロモジ　10滴　消毒用エタノールまたは無水エタノール　5mℓ　精製水　45mℓ　スプレーボトル60mℓ用　ビーカー（50mℓ） ② ティートリーローション 精油：ティートリー　20滴　植物性グリセリン5～10mℓ　精製水90～95mℓ　ポンプ付遮光ガラス瓶100mℓ用　ビーカー　5mℓ、100mℓ
作り方	① クロモジスプレー 　消臭アロマスプレーの作り方 P.97 参照 ② ティートリーローション ● ビーカーに植物性グリセリンを量って入れ、精油を加えてよく混ぜます。 ● 精油入り植物性グリセリンを遮光ガラス瓶にうつし、精製水を加えてよく混ぜます。 ★ ローションタイプのグリセリン量は、お好みで5～10mℓ、精製水も90～95mℓ（グリセリン濃度5%~10%）で調節してください。

使い方	<直接足や手に> 使用前によく振ってから、入浴または足浴後、水虫予防に足や手全体に塗布します。無水または消毒用エタノールが含まれているものは、アルコールに対して過敏な人には刺激になるのでグリセリンタイプの方を使いましょう。 <その他> スリッパやバスマットに吹きかけるのもよいでしょう。
材料費	①クロモジスプレー　計1000円程度 ②ティートリーローション　計1,500円程度
代替レシピ	白癬菌に対しては、ラベンダー、ゼラニウム、レモングラスも効果がありますので、ティートリーやクロモジの代わりに使ってみるとよいでしょう。

❹ 心のケア

> **チェックポイント**
> 心のケアに役立つ植物療法にはどのようなものがあるのか確認しましょう。

1 軽度うつ
ハーブ：サフラン、セントジョーンズワート、ペパーミント
アロマ：オレンジ、ネロリ、月桃

2 不眠
ハーブ：オレンジフラワー、リンデン、ジャーマンカモミール
アロマ：ラベンダー、オレンジ、ユズ

3 ストレスへの適応力の向上
ハーブ：エゾウコギ、ダンディライオン

4 イライラ
ハーブ：ジャーマンカモミール、パッションフラワー
アロマ：ペパーミント、ラベンダー、モミ

5 不安
ハーブ：パッションフラワー、ジャーマンカモミール
アロマ：イランイラン、メリッサ、ラベンダー

心のケアに共通のレシピ
ハーブの活用法　ハーブティー
●ハーブティーのブレンド例（認知症の周辺症状のケア（P.105）も参照）
　○エゾウコギ　小さじ2、和薄荷　小さじ1
　○ダンディライオン　小さじ2、ペパーミント　小さじ1
アロマの活用法　芳香浴、アロマスプレー、アロマシール、入浴剤

アロマハンドマッサージ油

レシピ名	アロマハンドマッサージ油
目　的	ハンドマッサージ用のオイルを作成し、ハンドマッサージに役立てる。
用　途	ハンドマッサージに活用する。
効　用	ラベンダー・ユズ：リラックス
材　料	マカデミアナッツ油：20mℓ　精油：ラベンダー2滴・ユズ2滴（1％濃度）　遮光ガラス瓶：30mℓ　ビーカー：30mℓ　ガラス棒 ★4回分程度の量
作り方	●ビーカーにマカデミアナッツ油20mℓ量る。 ●好きな精油を4滴入れてガラス棒でよく混ぜる。 ●遮光ガラス瓶にうつし、冷暗所で保存。 ●日付ラベルを貼る。 ●約2週間以内に使用する。

使い方	ハンドマッサーを行う際に、手のひらに100円玉ほどのせて使用。
材料費	マカデミアナッツ油、精油、遮光ガラス瓶 計550円程度
代替レシピ	オレンジ、ヒノキもおすすめ。

● アロマハンドケアの実際

1) **アロマハンドケア**

アロマセラピーのハンドケアは、精油を植物油で希釈し、肌に直接塗布してマッサージする行為をいいます。

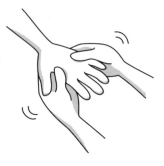

2) **ハンドケアの効果**
- 皮膚を心地よく刺激することで、リラクゼーション効果が得られます。
- 血液やリンパ液の循環が良くなり、新陳代謝が活発になります。
- アロマオイルにより、皮膚にうるおいを与えます。
- ハンドケアを受ける側・する側双方に癒しの効果があります。
- 良いコミュニケーションツールにもなります。

3) **高齢者へのハンドケアの注意事項**

精油は100％天然の素材ですが、高濃度に濃縮されているため、取り扱いには以下の注意が必要です。

<実施前>
- 本人・家族の同意、必要があれば医師や看護師にも確認してから行いましょう。
- 皮膚に用いる場合は、植物油などで0.5～1％に希釈してください。
- 光感作作用のある柑橘系の精油（ベルガモット、レモン、グレープフルーツ等）は、外出時や6時間以内に日光に当たる時は使用しないでください。
- パッチテストを事前に行いましょう（特にアレルギー体質・皮膚の弱い方）。
- 相手の体調を確認しましょう。体調が悪いときは中止しましょう。
- 安全・安楽な場所や姿勢であるか確認しましょう（座る姿勢、室温、静か

な場所等）。
- 実施する側も安楽な姿勢で行いましょう。
- 実施前に排泄を済ませておいてもらいましょう。
- オイルが苦手な方もいますので、本人に確認しましょう。

<実施にあたり>
- 1日のうち、いつ行っても構いませんが、食後すぐは避けましょう。
- アロマオイルは、好きな香りで行いましょう。
- ハンドケアを行う方は、爪を切り、指輪やブレスレット等のアクセサリーは外し、手指を清潔にしてから行いましょう。実施の前には、手を温めてから行いましょう。
- 挨拶、声掛け、確認が原則です。意思疎通がとれない方も、必ず声をかけながら行いましょう。
- 実施中も相手の様子を観察しながら、苦痛がないか、心地よいか確認しながら行いましょう。
- 皮膚の弱い方は、少しの摩擦でも肌が傷つくことがあり、圧迫によって内出血をおこすことがあるため気を付けて行いましょう。
- 関節に拘縮のある方は、絶対に無理には伸ばさないこと。
- マッサージの途中でもオイルが足りなくなったら随時足しましょう。

<実施後>
- ハンドケア後には十分な水分補給を忘れずに。
- ご高齢の方は特に、手のひらのオイルを完全に落とし、手がすべって怪我などしないように気を付けましょう。

ハーブ手浴

レシピ名	ハーブ手浴
目　的	ハーブ手浴により、保温とリラックス、血行促進の効果を得る。
用　途	ドライハーブを入れて、手浴を行う。

効用	ローズ：鎮静、緩和、収れん ローズマリー：血行促進、抗酸化 ラベンダー：鎮静、抗菌、鎮痙 カレンデュラ：皮膚や粘膜の修復や保護、消炎、抗菌、抗真菌・ウイルス
材料	ドライハーブ：ローズ・ローズマリー・ラベンダー・カレンデュラ　大さじ1ずつ　洗面器　お湯・水
使い方	●洗面器にドライハーブを入れて熱湯を加えます。 ●立ち上がる蒸気を吸入して香りを楽しみます。 ●差し水をして適温に調節し、お湯の中に両手を手首まで入れ、10～15分浸します。 ●途中でお湯が冷めたら熱いお湯を足しましょう。
材料費	計200円程度

ハーブサシェ

レシピ名	ハーブサシェ
目的	ハーブサシェにより、癒しやリラックスに役立てる。
用途	鞄に入れたり、部屋においたりして、香りを楽しむ。
効用	ローズ：鎮静、緩和 ラベンダー：鎮静、抗菌、鎮痙
材料	ドライハーブ：ローズ・ラベンダーそれぞれティースプーン山盛3杯ずつ（約3gずつ）　サシェ用袋
作り方	サシェ用袋に適量つめます。リボンを結んでできあがり。
使い方	鞄に入れたり、机や部屋において、香りを楽しみます。
材料費	計200円程度

アロマバスソルト

レシピ名	アロマバスソルト
目　的	リラックス、保湿のため。
用　途	お風呂に入れて活用する。
効　用	さまざまな精油の持つ血行促進、鎮静作用などを利用する。 （例）ラベンダー：鎮静、抗菌、鎮痙、自律神経調整 　　　ユズ：緩和、血行促進、抗不安
材　料	自然塩　50g　精油（リラクゼーション系の好きな精油4滴）　ボウル　密閉容器　木べらかスプーン
作り方	●ボウルに塩50gを量る。 ●精油を加えて木べらかスプーンでよく混ぜる。 ●密閉容器にバスソルトを入れてしっかりとふたをする。 ●日付ラベルを貼る。 ●冷暗所で保存し、約2週間以内に使用する。
使い方	●バスソルトをお湯の中に入れ、よくかき混ぜてから入浴します。 ●入浴するときに、深呼吸して精油成分を取り入れましょう。 ●実施方法や注意事項は足浴（P.113）参照。
材料費	精油の種類により変動

❺ 高齢者にみられる不調と役立つハーブ・アロマ

> **チェックポイント**
> 高齢者によくある体調不良に役立つハーブやアロマにはどのようなものがあるのか確認しましょう。

1 消化器系

●胃の不調

ハーブ：ジャーマンカモミール、ペパーミント、和薄荷
　　活用法　ハーブティー

●便秘

ハーブ：ダンディライオン、ドクダミ、ローズヒップ、マルベリー
　　活用法　ハーブティー

アロマ：ペパーミント、ローズマリー、ローマンカモミール
　　活用法　アロママッサージ油で腹部マッサージ

2 代謝系

●高血糖

ハーブ：ダンディライオン、マルベリー

●肝機能の低下

ハーブ：アーティチョーク、ダンディライオン

アロマ：ローズマリー、グレープフルーツ
　　活用法　湿布剤で肝臓のあたりを温湿布

●脂質異常

ハーブ：アーティチョーク、ダンディライオン

ハーブの活用法　ハーブティー

3 循環器系
●心臓の不調
ハーブ：ホーソン、リンデン
アロマ：ラベンダー
●高血圧
ハーブ：オレンジフラワー、リンデン
アロマ：ラベンダー、ユズ、ヒノキ
●足のむくみ
ハーブ：黒葡萄、スギナ、クミスクチン
アロマ：サイプレス、ジュニパー
●動脈硬化
ハーブ：黒葡萄
アロマ：ローズマリー

ハーブの活用法　ハーブティー
アロマの活用法　芳香浴、入浴剤、アロマオイルでマッサージ

4 呼吸器系（→環境衛生と感染症予防 P.28～ 参照）
●風邪の初期対応
ハーブ：エキナセア、ローズヒップ、エルダーフラワー、ジャーマンカモミール
アロマ：ティートリー、ラベンダー、モミ
●のどの痛み
ハーブ：ウスベニアオイ、マシュマロウ、ジャーマンカモミール
●咳
ハーブ：タイム、マレイン
アロマ：ユーカリ

5 泌尿器系
●尿路感染
ハーブ：エキナセア、クランベリー、スギナ、クミスクチン

●良性前立腺肥大
ハーブ：ソウパルメット、パンプキンシード

　活用法　ハーブティー、サプリメント（クランベリー、ソウパルメット）

●不調のためのハーブティーのブレンド例
  - ジャーマンカモミール　小さじ2、和薄荷またはペパーミント　小さじ1
  - マルベリー　小さじ1、ダンディライオン　小さじ1
  - アーティチョーク　小さじ1、ペパーミント　小さじ1
  - 黒葡萄　小さじ1、ホーソン　小さじ1
  - クミスクチン　小さじ1、スギナ　小さじ1
  - ドクダミ　小さじ1、マルベリー　小さじ1

6 痛み

●頭痛
ハーブ：ジャーマンカモミール、パッションフラワー、ペパーミント
アロマ：和薄荷、ペパーミント、ラベンダー

●肩こり・腰痛・筋肉痛
ハーブ：ジャーマンカモミール
アロマ：ペパーミント、ラベンダー、ローマンカモミール

●神経痛
ハーブ：サフラン、ジャーマンカモミール、セントジョンズワート、パッションフラワー
アロマ：クロモジ、ペパーミント、モミ、ラベンダー

●関節リウマチ
ハーブ：ダンディライオン、ネトル、ローズヒップ
アロマ：ジュニパー、モミ、ラベンダー、ローズマリー

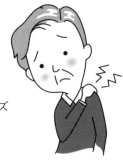

第7章

ケアラーケアと植物療法

❶ ケアラーについて

> **チェックポイント**
> ケアラーとはどのような人たちのことをいうのでしょうか。
> また、その実態はどのようになっているのかを確認しましょう。

1 ケアラーとは

　一般社団法人日本ケアラー連携によると、「ケアラー」とは、「介護、看病、療育、世話、心や身体に不調のある人への気づかいなど、ケアの必要な家族や近親者・友人・知人などを無償でケアしている方です。」とされています。直接的な介護に留まらず、気づかい的な事も含みます。ケアの対象も高齢者だけではなく、精神疾患や身体障がい、がんや難病等様々な疾患のある方が対象となります。そして、介護は心身に様々な負担がかかるため、要介護者だけでなく、ケアラー自身も「ケア」が必要となります。ケアラーであっても、ご本人に「ケアラー」の自覚がなく、支援が必要な状況という認識をできていないケースもあります。まずは、「ケアラー」や「ケアラーケア」に関する認識や知識の普及が必要と言えます。

＜具体的なケアの対象者とケアの内容例＞

ケアの対象者（家族、友人知人、近親者で）	ケアの内容
●がん、難病、精神疾患のある方 ●要介護高齢者 ●障がいのある方（身体・知的・精神） ●ひきこもりや不登校の方 ●様々な依存症（アルコール、薬物、ギャンブル等）のある方 ●遠くに住む要介護者等	●直接的な身体介護（入浴・排せつ・食事、着替え介助等） ●買い物、掃除、通院、外出、見守り等間接的なケア ●医療処置、リハビリ、終末期ケア ●療育（障がいのあるお子さん） ●心理的ケアや話し相手 ●遠くに住む親によく電話をする

※参照：一般社団法人　日本ケアラー連盟・NPO法人　さいたまNPOセンター「ケアラー手帳」より

2 ヤングケアラーとは

イギリスでは、「ヤングケアラー」とは、「病気、障がいのある方または薬物やアルコールを誤用している家族を介護している18歳以下の児童と若者」のことです（参照　Carestrust."About young cares"）。

ケアラーの状況も多様化しており、介護保険制度導入前はお嫁さんが主介護者という状況が多かったですが、昨今は、娘や息子、孫、老老介護が増えています。また、核家族化や非婚化など家族形態も多様化し、シングルケアラーの方や、単身赴任介護、働きながらの介護など、様々な立場で介護されている方がいます。

3 ケアラーの悩み・健康問題

❶ ケアラーの悩み

介護保険や福祉サービスを利用していても、ケアラーには様々な心理的社会的負担があります。要介護者の状態やケアラーと要介護者の関係性、家族の協力状況等によって、それぞれ様々な悩みがあります。ここで、いくつかの例をご紹介します。

- 認知症が進んで、同じ話を何度も聞くことや、話が通じないのがつらい。
- 徘徊があり、外に出ると自分で帰って来られないため目が離せない。
- 介護の終わりが見えず、いったいいつまで続くか。自分の時間も取れない。
- 老老介護で自分（80代）も障がいがあり、認知症のある夫（90代）はトイレも認識できないがオムツも嫌がるため、トイレの世話が大変。
- 自分の具合が悪い時に、代わりにみてくれる人がいない。
- 統合失調症があり、デイケアに通っている息子の世話をしている。将来親が先に亡くなったらこの子はどうやって生きていけばいいかと不安。
- 介護保険を利用するにもお金がかかり、金銭的に大変。
- 施設に預けていることに対して後ろめたさがあるが、自分も働かなければならないので自宅で介護ができない。自分を責めてしまうことがある。

❷ ケアラーの負担

ケアラーで、特に身近な家族を在宅で介護している場合には、様々な負担が

生じます。

1) 健康への影響
- **精神的な問題**：ストレス・孤立感・不眠・抑うつ気分・不安等
- **身体的な問題**：肉体疲労・腰痛・関節障害・生活習慣病・更年期障害（女性で介護の時期に更年期が重なる場合）等
- **社会的な問題**：介護離職・社会参加の困難性・人間関係の変化等

2) 経済的な負担
　介護保険サービスや医療機関を利用するにも利用者負担がかかり、また、近年負担増の傾向にあります。

3) 人間関係の悩み
- 介護に関わる他の家族や親族、近隣との意見の相違や調整。
- 介護サービスに関わる職種との人間関係（ケアマネージャー・介護施設職員・医師等）。
- 周囲に悩みを共有できる仲間がいない場合、協力してくれる人がいないといった状況の場合、自分の気持ちをわかってもらえない、認めてもらえない等という気持ちからの孤立感が生じることがあります。

4) 周囲からのプレッシャー
　古い慣習が残っている地域では、「自分を犠牲にして人に尽くす」といった献身を美徳とする価値観や、「家族が介護するのが当たり前」という考えが根強い地域もあり、そのような社会的な価値観が介護者にとってはプレッシャーとなります。自分のリフレッシュのために、ショートステイを使って旅行に行くのは当然の権利ですが、後ろめたさを感じたり、周囲の理解が得られないこともあります。

5) ケアホリック
　ワーカーホリックという言葉がありますが、「ケアホリックとは、介護サービスを利用せずにひとり介護をしている場合に、介護に没頭して介護が仕事のようになる状況です。」要介護者に依存されることに優越感や幸福感を感じた

り、共依存の状態になることもあります。

4 ケアの双方向性について

❶ ケアの双方向性とは
　介護は大変なことではありますが、マイナスなことだけではなく、介護する側にとってプラスになったり、自己成長につながる場合もあります。

1. ケアすることの意味
　他人をケアすることは、「最も深い意味で、その人が成長すること、自己実現を助けることである」（ミルトン・メイヤロフ「ケアの本質　生きることの意味」田村真也 訳　ゆみる出版　1987）

- ケアする相手の笑顔が見れたり、状態が良くなったり、健康でいてくれることが喜びにつながったり、相手との関係性において、自分自身が成長する場合もある。
- ケアは人間に本質的な活動で、ケアする人とされる人の関係が相互的であり、一方的な関係ではない。
- 他者の発展が自分の幸福感に結び付くことがある。例えばリハビリをして立てるようになったり、食べられるようになったりした時。また、存在してくれるだけでも、喜びや安心感をもたらすこともある。

2. 一方向性のケア
　相手を尊重せず、ケアする側に思い込みがあったり、相手のニーズを考えない一方向性のケアは、不適切なケアとなるでしょう。

3. ケアラーにもたらすプラスの効果
- 以前に比べて、人の痛みがわかるようになった。町中で困っている人を見かけると、声をかけたり、手助けできるようになった（50代　女性）
- 介護方法など、いろいろ学べた。自分の将来の介護に対する学びがある（70代　女性）
- 穏やかな表情で本人が過ごしてくれているときが一番嬉しいし、安心できる。本人の幸せが自分の幸せです（60代　男性）
- 街で出会う弱い立場の方に目が向くようになった。助けたり声をかけられ

- リハビリの効果で、ADL（日常生活動作）がアップし、主人が喜んでいる時など、介護を頑張って良かったと思う（70代　女性）

引用：（財）神戸在宅ケア研究所しあわせ訪問看護ステーション「介護者の声いろいろ」「よかったこと、ほっとするひととき」より

❷ 介護を始める上での心構えや準備

1. 情報収集

　行政や地域包括支援センター等で介護サービスに関する情報を集めたり、介護者の集いやケアラーズカフェ等に参加して、同じ立場の方々から介護に関する知識や情報を得ましょう。一人で抱え込まずに、まずは介護保険の申請をしてみるのもよいでしょう。

2. 家族・親族で話し合いましょう

- 家族・親族会議を開く：誰が主介護者になるか、他の家族や親せきの役割を決めておく等
- 介護者が休める環境の整備：各種介護サービスや介護休暇などの利用
- 遠方に住む兄弟姉妹や親戚もできることを協力する。電話や声かけ、金銭的支援などできることをしましょう。
- 介護にかかる費用（要介護者の年金・貯金・資産等）をどのように使うか、本人・主介護者・その他関わる家族親族が納得できるようにして、トラブルを回避しましょう。
- 本人も含め、本人がどのような介護を望んでいるか、家族としてどうしたいか、何ができるのか話し合いをしましょう。

3. 介護者の心構えや自分のケア

- 我慢や無理をせず、自分一人で抱え込まないようにしましょう。
- 仕事でも8時間労働です。決して24時間労働にならないように、適度にリフレッシュしましょう。
- 介護者自身の人生を大切にし、介護にのめり込み過ぎないようにしましょう。自分の心身のケアも忘れずに。
- 介護者の会やケアラーズカフェに参加するなど、同じような立場の人と交

流を持ちましょう。
　●勉強会への参加（介護技術、認知症ケア、介護保険制度など）。
　周囲の人がそれぞれの立場で良かれと思ってアドバイスしてくれることが、時にはストレスに感じたり、自分の価値観や意見とあわないこともあります。そのような場合は、「そういう意見もある」とうまく聞き流しましょう。

※参照　NPO法人介護者サポートネットワークセンター アラジン編著『介護疲れを軽くする方法 家族を介護するすべての人へ』河出書房新社、2012年

❷ 高齢者の虐待問題について

虐待について

　ケアラー、介護職員ともに、要介護者の状態や、ケアラー・介護職員をとりまく環境（孤立等）、ストレスによって、虐待が起こる可能性があります。周囲の高齢者虐待防止への理解、早期発見の取り組みが大切となります。

❶ 高齢者虐待防止法

　高齢者へ虐待防止を目的とし、平成18年4月、「高齢者虐待の防止、高齢者の養護者に対する支援等に関する法律」が施行されました。背景として、国連原則や介護保険制度の目的等があります。また、家庭や介護施設などで高齢者への虐待が表面化し、社会的な問題となったこともあります。

> **法律施行の背景**
> ●**高齢者のための国連原則（1991年）**
> 　「高齢者は、尊厳及び保障を持って、肉体的・精神的虐待から解放された生活を送ることができる」とうたわれている。

❷ 目的

　この法律では、高齢者の尊厳の保持、虐待防止に加え、介護者の負担の軽減や介護者に対する支援を促進し、高齢者の権利利益を擁護することを目的とします。

❸ 高齢者虐待の定義

高齢者虐待とは、65歳以上の高齢者に対する、家族などの介護者や介護職員等による以下のような行為をいいます。

表-1：虐待の種類

身体的虐待	高齢者の身体に外傷が生じ、または生じるおそれのある暴行を加えること。
介護・世話の放任（ネグレクト）	高齢者を衰弱させるような著しい減食または長時間の放置、養護者以外の同居人による虐待行為の放置など、養護を著しく怠ること。
心理的虐待	高齢者に対する著しい暴言または著しく拒絶的な対応。その他の高齢者に著しい心理的外傷を与える言動を行うこと。
性的虐待	高齢者にわいせつな行為をすることまたは高齢者をしてわいせつな行為をさせること。
経済的虐待	養護者または高齢者の親族が高齢者の財産を不当に処分すること。その他当該高齢者から不当に財産上の利益を得ること。

（高齢者虐待防止法第2条第5項より）

❹ 身体拘束禁止規定と高齢者虐待の関係

介護保険施設等では、利用者の命や身体を保護するために「緊急やむを得ない」場合を除いて、身体拘束その他の行動制限は原則禁止としています。そのため、「緊急やむを得ない」場合を除いて、身体拘束は原則すべて高齢者虐待に該当します。

❸ 日本のケアラー支援の現状と海外のケアラー支援

> **チェックポイント**
> わが国のケアラー支援の現状と海外のケアラー支援をみてみましょう。

1 日本のケアラーケア

現在は家族介護者への支援に関する法律はありません。介護保険制度の中にも、今のところは介護者への支援の枠組みはないため、介護者支援は介護保険

適用外となります。そこで、現在は日本ケアラー連盟や様々なNPO法人、地域包括支援センター、各市町村での家族会等が独自に介護者支援を行っているのが現状です。ケアラーが気軽に立ち寄れて悩みを相談できる場所であるケアラーズカフェや、行政による介護者支援事業があります。今後、日本でもイギリスのように介護者支援に関する法律の制定が求められます。

2 海外のケアラー支援
❶ 海外（イギリス）のケアラーケア
1. 法律や政策の歴史
1995年：The Carers(Recognition and Services) Act 1995
　　　　介護者の承認とサービスに関する法律の制定。
　　　　ケアラーへのアセスメント実施の義務付け。
1995年：Caring about carers; A National Strategy for carers
　　　　介護者のケア・介護者のための全国戦略。ケアラーへのサービス提供。
2004年：The Carers (Equal Opportunities) Act 2004
　　　　介護者の均等な機会に関する法律。
2008年：Carers at the heart of 21st century families and communities:
　　　　a caring system on your side, a life of your own
　　　　21世紀の家族と地域の中心に位置する介護者－あなたのための介護システム、あなた自身の生活

2. 自治体のケアラー支援
　英国では、地方自治体が在宅介護の包括的責任を持ち、ケアラーへのアセスメントおよび在宅サービスの調整・購入・評価の責務があります。
1）**戦略立案**：地域独自の戦略やヤングケアラーへの特別な政策立案もある。
2）**アセスメント**：ソーシャルワーカーがケアラーのアセスメントを行う。
3）**サービスの調整・購入・評価**：ケアラーのためのサービスは入札で事業者を決定・契約。契約事業について定期的にモニタリングを行う。
4）**その他**：自治体によって、介護者ガイドブックの配布、ケアラー実態調査、ケアラー発見体制の構築を行っている。

参照：NPO法人介護者サポートネットワークセンター・アラジン（2011）による、英国訪問の報告書

3. ケアラーズセンター

　英国では「ケアラーズセンター」が設置され（Camden・Hillingdon・Southwark・Sutton）、ケアラーに対してそれぞれの地域にあった様々な支援活動を行っています。ヤングケアラー支援にも力を入れています。筆者は、カムデン地区にある、カムデン・ケアラーズセンター≪Camden carers centre≫に2015年8月に視察に行きました。

1）カムデン・ケアラーズセンターについて
- 1990年代に一人の女性介護者が設立。組織形態としてはチャリティであり、自分達で資金集めおよび自治体からの助成金で成り立っている。
- 視察当時、22人のスタッフがおり、栄養士や心理士等の専門職もいた。
- 視察時のCEOは、元地方行政で働いており、母親の介護もした元ケアラー。カムデンケアラーズセンターで働いて5年目。
- サービス提供時間　平日（9：00～17：00、水曜日は19：00まで）。

2）サービス内容
- 情報提供、アドバイスや擁護・支援運動
- 芸術療法・瞑想・ヨガ・運動等
- 高齢者ケアラーへの支援・ヤングケアラーへの支援
- カウンセリングを含む心のケア
- 健康チェックとワークショップ：運動・ストレスケア・"Death Café"・健康チェック・禁煙・ヘルシー料理教室等
- サポートグループ
- ニュースレターの提供
- レジャーと他のアクティビティ
- 緊急時の休息支援
- ケアラーがボランティアを実施する機会の提供等

3）課題（視察時にCEOから聞いた内容）
- ケアラーの高齢化
- ケアラー自身の健康問題（生活習慣病・更年期等）

- 介護離職と再就職支援の困難さ
- 男性介護者の発見と支援の難しさ
- 政府の予算カットによる財政困難
- 政府を頼らないで、市民自身による集まりの場(ケアラーズカフェのようなもの)も増えてきている
- ケアラーのフォーカスグループインタビューの継続で、ケアラーの問題、ニーズなどを聞き取りしている

❺ ケアラーの健康づくりと植物療法

> **チェックポイント**
> ケアラーケアや、ケアラーの健康づくりについて確認してみましょう。

1 ケアラーケアの心構え

ケアラーとひと言でいっても、一人一人抱えている問題や悩みは様々です。目の前にいる方と、まずは信頼関係を築き、話を傾聴する姿勢が大切です。

❶ ケアラーの話を聞く際の基本

- **話しやすい場づくりと信頼関係づくり**

    相手が緊張せずに話をしやすい場、座る位置、音、雰囲気等の気を配りましょう。リラクゼーション効果のあるアロマを活用するなどもいいでしょう(ただし、香りの好みがあるので注意)。あなたに興味がある、あなたの話を聞きたいという姿勢が大切です。

- **相手を尊重する**

    性別、年齢、宗教、様々な価値観に関わらず、相手の価値観を尊重し、自己解決する力があることを信じます。

- **傾聴とは**

    相手の話を面接者の判断を加えず、腰をおらずに、そのまま受け止めながら聴くこと。

    英語ではActive listeningといいます。傾聴では、話しやすい態度、うなずきやあいづち、繰り返し、共感する言葉、質問等の技法を使いながら

話を聴きます。相手の話を否定せずに受け止めながら聴くことで、相手は「話を聞いてもらえた。わかってもらえた」と感じます。

- **受容と同意の違い**

    相手の主張に同意することができないこともありますが、同意せずに気持ちを受け止めることはできます。

    相手：「もう義理父の何年もの介護に疲れて、自分の時間はないし、早く死んでしまえばいいのに……」

    同意：「おじいちゃん、早くしんでしまえばいいですね」

    受容：「おじいちゃんが死んでしまえばよいと思うほど辛いんですね」

- **繰り返し（オウム返し）の意義**

    相手の話を繰り返す技法は、「オウム返し」ともいわれています。オウム返しとは、相手の方がいわれた言葉をそっくりそのまま繰り返すことで、傾聴技法の軸となるスキルです。自分の話を否定せず聴いてくれたと感じたり、自分を客観視し自己理解につながりやすくなります。

- **必要時情報提供**

    相談場面では、相手が何を求めているか、話を聞いてほしいだけなのか、アドバイスを求めているのか等を判断する必要があります。相手が情報を求めている場合には必要な情報を提供します。

❷ 自己決定

自己決定権（autonomy、right of self-determination）は、自分の生き方や生活について自由に決定する権利で、個別援助の基本となります。援助者が一方的に決めたり、支持するのではなく、相手が主体的に今後どうしたいか、どうなりたいか、そのために何をしたいか、というところを決定できるようサポートしていきます。

2 ケアラーの健康づくり

ケアラーの健康問題として、ストレスがあり、介護が始まる年代で多い50・60代は、ちょうどケアラー自身が生活習慣病や、女性であれば更年期障害にかかりやすい年代となります。ストレスや、生活習慣病、更年期障害等について知識や対応策を学んでおきましょう。

❶ ストレスとストレスケア

1. ストレスとは

項 目	内 容
ストレス	物体の外側からかけられた圧力に歪みが生じた状態 良いストレス：適度なストレスは心身に有益 悪いストレス：過度なストレスは心身に悪影響
ストレッサー	物理的：暑さ、寒さ、騒音や混雑等 化学的：公害物質、薬物、酸素欠乏・過剰、一酸化炭素等 心理・社会的：人間関係、仕事、家庭の問題等
ストレス反応	心理面：活気の低下、イライラ、不安、抑うつ等 身体面：肩こり、腰痛、目の疲れ、動悸や息切れ、胃痛、食欲低下、便秘や下痢、不眠等 行動面：飲酒量や喫煙量の増加、仕事のミスや事故、ヒヤリハットの増加

体のサイン
- 朝起きられない
- 寝つきが悪い
- すぐに疲れる
- 疲れがなかなか取れない
- 肩こり・頭痛・腹痛等の症状
- 下痢や便秘をする
- 食欲不振や過食がある
- めまいや耳鳴りがする
- 体重が増える・減る
- 血圧が高くなる

心のサイン
- 不安や緊張が高まって、少しのことでイライラする
- すぐに感情的になる
- 不安でネガティブなことばかり考える
- なんとなく憂うつ
- 自信がない
- いつも気持ちが落ち着かず焦っている
- なかなか集中できない
- 人と話をするのがおっくう
- 出かけるのがおっくう

3. ストレスの全身への影響

● **ストレスの3期**

人間が何らかのストレスを受けたときに、それに適応しようとして体に一定の反応が起こります。

1) 警告反応期：血圧の変化、イライラ、ミス、不安等

2）抵抗期：血圧の変調、血糖上昇、胃や心臓に異常等
3）疲はい期：集中力が低下、物忘れ、おっくうで何もする気がない。潰瘍・心身症等で、ストレスで死亡にいたることもあります。

4. ストレスケア、うつ病予防に役立つ生活習慣
1）心の健康維持に必要な生活習慣

食事：● 加工食品、ファーストフード、過剰な糖質や脂質の摂取を避ける。
　　　● 精神・神経症状に関係するビタミン・ミネラル等を摂取する。
　　　● ビタミンB_1、B_6、B_{12}、葉酸、ビタミンC、ビタミンD等
　　　　カルシウム、カリウム、マグネシウム、鉄、亜鉛等
　　　● オメガ3系脂肪酸の摂取（特にヘンプ油やインカインチ油、EPAやDHA）。

運動：運動による抑うつ気分の解消。

睡眠：質の良い睡眠。睡眠時間は個人差あり。65歳以上では5時間でも普通。

嗜好品：アルコール・カフェインの摂り過ぎに注意。

自然と関わる：森林浴、海・川に行ってエネルギー補給、園芸、お花を飾る等。

趣味活動：旅行、芸術鑑賞、読書、スポーツ、料理、映画鑑賞、断捨離等。

補完代替療法：植物療法（アロマセラピー、ハーブ、バッチフラワー）、瞑想、呼吸法、ヨガ等。

※第6章 介護・ケアラーケアに役立つ植物療法（P.116～）を参照。

2）ストレス対処

- ストレスのサインに気付く：身体のサイン、心のサイン
- ストレスの原因を知る
- ストレスコーピング（ストレスに対する受け止め方やストレス反応を上手に処理する）
- 休養・リラクゼーション

消極的休養：疲労回復を目的とし、昼寝、マッサージ等体を休める
　　　　　　　　ことが目的。
　　　積極的休養：運動や趣味活動を通して体力や気力を上げることが目
　　　　　　　　的。

> <休養とリラクゼーションの方法（例）>
> アロマテラピー・温泉・音楽・カラオケ・深呼吸・瞑想・買い物・マッサージ・
> 入浴・旅行・読書・映画・睡眠・ハーブティー・昼寝・掃除・写経・芸術鑑賞・
> 登山・運動・おしゃべり・食事・アウトドア・写真・ヨガ等

　　●心を元気にする言葉：「ま、いっか」「なんとかなる」「大丈夫」
　　　等。

③ 生活習慣病予防・早期発見と対応
❶ 生活習慣病とは
　「食習慣、運動習慣、休養、喫煙、飲酒等の生活習慣が、その発症・進行に関与する疾患群」と定義され、年齢、ストレス、遺伝的な要素も疾病の発症や進行に影響します。生活習慣病には、肥満、メタボリックシンドローム、糖尿病、高血圧、脂質異常症、高尿酸血症、がん、動脈硬化症、虚血性心疾患、脳血管疾患、肝疾患、アレルギー、骨粗鬆症、歯周病等があります。

❷ 生活習慣病の早期発見
　健康診断：健康診断を受けることで、早期発見につながりますので、年に1
　　　　　　回は健康診断を受けましょう

❸ 生活習慣病の予防
　第2章 健康づくりの基本（P.13～14）、第6章（P.96～）を参照。

④ 更年期障害予防・早期発見と対応
❶ 更年期障害とは
<更年期>
　更年期は、Menopause（Mens=月経、Pause=止まる）とよばれ、閉経が起

こる前後の5年間のことをさします。45歳〜55歳くらいまで（ただし、個人差が大きい）が更年期のおよその期間とされています。

<更年期障害の定義>

更年期に現れる多種多様の症候群で器質的変化に相応しない自律神経失調症を中心とした不定愁訴を主訴とする症候群です（日本産科婦人科学会用語集より）。

<更年期障害を起こす3つの要因>

1. 身体的要因（卵巣機能の低下）
2. 心理的要因（性格、ストレス）
3. 社会的要因（仕事、家庭環境、介護等）

<エストロゲン不足による影響>

中枢神経、骨、脂質代謝、動脈、腎臓への影響等

❷ 更年期障害の症状

更年期に全身にわたって現れる症状で、その種類は300を越すともいわれています。

脳の視床下部と卵巣の分泌能力のアンバランス状態による自律神経系の混乱が起き、様々な自律神経系の症状が出たり、女性ホルモンの分泌が減ることによる症状があります。

分 類	内 容
血管運動神経系	ほてり　のぼせ　発汗　冷え　動悸　息切れ　むくみ等
精神神経系	頭痛　めまい　不眠　イライラ　不安　抑うつ等
知覚神経系	しびれ　知覚過敏　知覚鈍麻　蟻走感　掻痒感等
運動器系	肩こり　腰痛　関節痛　筋肉痛等
消化器系	食欲不振　便秘　腹部膨満感　吐き気　下痢　口内乾燥等
泌尿器・生殖器系	頻尿　尿感　尿失禁　血尿　月経異常等
その他	全身倦怠感　皮膚の乾燥　腹痛　骨量減少等

❸ 更年期障害の治療
- HRT（ホルモン補充療法）※ただし、注意が必要な方、HRTによるリスクもある。
- 対症療法：（自律神経調整剤、抗鬱剤、抗不安剤等）
- 漢方薬：当帰芍薬散（トウキシャクヤクサン）・加味逍遥散（カミショウヨウサン）・桂枝茯苓丸（ケイシブクリョウガン）等
- その他：生活改善・心理療法・アロマセラピー・マッサージ・ハーブ・バッチ博士の花療法・栄養補助食品等

❹ 更年期障害の自然療法
1) **女性ホルモンバランスに大切な栄養素**
   - ビタミンB群：B_6の不足で不安、うつ、不眠、PMS等
   - ビタミンC：性ホルモンの生成に関わる
   - マグネシウム：PMSや月経痛を緩和、B_6の代謝、ホルモンバランスの維持
   - カリウム：神経組織の正常な機能、むくみ緩和等
   - 鉄分：貧血予防、疲労予防
   - 亜鉛：ホルモンバランスに必要不可欠、骨粗鬆症予防等
   - 必須脂肪酸：性ホルモン調整、抗ガン作用、抗酸化作用、動脈硬化の予防等

2) **更年期障害の悪化につながる生活習慣**
   - 動物性脂肪の大量摂取➡必須脂肪酸の代謝の妨げ、動脈硬化
   - カフェインの摂取➡ホルモンバランスの妨げ、鉄や亜鉛の吸収を妨げる、ホットフラッシュ
   - ストレス➡ホットフラッシュ、ストレス性疾患、エストロゲン生成に影響
   - 運動不足➡体力低下、免疫力低下、肥満・糖尿病等
   - アルコール➡肝機能に負担、体内のビタミン・ミネラルの欠乏、ホルモンバランスの妨げ
   - 食品添加物➡栄養素の吸収を妨げる、発がん性等
   - 糖分の過剰摂取➡ビタミンB群の消費、ホルモン障害、糖尿病
   - 喫煙➡発がん性、ビタミン・ミネラルの欠乏、ホルモン障害

- 塩分過剰摂取➡高血圧、動脈硬化、むくみ等

3）ハーブ＆アロマでのケア

症　状	ハーブ	アロマ
全般的（ホルモン調整）	ブラックコホシュ・エゾウコギ・チェストベリー・ダイズ	クラリセージ・ローズ・ゼラニウム
ホットフラッシュ	セージ・チェストベリー・ブラックコホシュ・ペパーミント	ペパーミント・和ハッカ・レモン・ゼラニウム
抑うつ・不安・不眠	セントジョーンズワート・ジャーマンカモミール・パッションフラワー・バレリアン・サフラン等	クロモジ・月桃・ゼラニウム・ネロリ・ラベンダー・ローマンカモミール等
浮腫	クミクスチン・スギナ・黒葡萄葉・エゾウコギ	ジュニパー・サイプレス

❺ ケアラーケアに用いるバッチ博士の花療法の例

<こんなとき> 　　　　　　　　　　　　　　　　<対応するレメディ>
ストレスを急激に受けた時 ……………………レスキューレメディ
介護をしている家族のことが心配でたまらない ‥‥レッドチェストナット
心身が疲れ切って疲労困憊している ……………オリーブ
十分に介護できないのではないかと自分を責める ‥パイン
のしかかる責任に押しつぶされそう ……………エルム
さまざまな怖れや不安に ………………………ミムラス
自分の置かれている状況を理不尽に感じる ………ウィロー
まわりの状況や他人の影響を受けすぎる …………ウォルナット
苦悩して限界にきている絶望感 …………………スィートチェストナット
ショックやトラウマに …………………………スターオブベツレヘム
しなければならないという義務感 ………………ロックウォーター
排泄の世話や汚物に抵抗がある時 ………………クラブアップル
頑張りすぎてしまう ……………………………オーク

※資料提供　林サオダ氏（バッチ国際教育プログラムコーディネーター）

第8章

介護に役立つハーブとアロマ

❶ 介護に役立つハーブ

> **チェックポイント**
> 介護に役立つハーブにはどのようなものがあるのか確認していきましょう。

※安全性、相互作用については巻末資料（P.181、182）参照。

▶ アーティチョーク

【和名】朝鮮アザミ

【学名】*Cynara scolymus*

【科名】キク科

【使用部位】葉部

【主要成分】フェノール酸（クロロゲン酸、シナリン、カフェ酸）、苦味質（シナロピクリン）、フラボノイド配合体（スコリモサイド）、フィトステロール（タラキサステロール）

【おもな作用】消化機能亢進、強肝、利胆

【適応】肝機能の低下（P.122）、脂質異常（P.122）

【概要】アーティチョークはわが国ではイタリア料理の食材として知られていますが、薬用ハーブとしての歴史は古く、ギリシア・ローマ時代から肝機能の促進や利胆（胆汁分泌の促進）の目的で用いられてきました。今日では科学的にもその効果が実証され、作用の中心となる成分はカフェ酸誘導体のシナリンや苦味のあるセスキテルペンラクトン類のシナロピクリンとされています。

【注意事項】
- 禁忌：アーティチョークやキク科植物に対してアレルギーのある人
- 禁忌：胆道閉鎖、胆石患者は医師の診断の後のみに使用

▶ **アンジェリカ**

【和名】ヨーロッパトウキ
【学名】*Angelica archangelica*
【科名】セリ科
【使用部位】根
【主要成分】精油（α-ピネンなどのモノテルペン系炭化水素、アンゲリシンなどのフラノクマリン類）、フィトステロール、ショ糖
【おもな作用】健胃、利胆、鎮痛、駆風、脳機能調整
【適応】認知症の脳の活性化・予防、生活リズムを整える（P.104）、認知症の周辺症状の不穏・興奮（P.105）、更年期の気力・体力の低下、食欲不振
【概要】アンジェリカの名前の由来はエンジェル（天使）を語源とし、病める人々を助けるハーブとして古くから風邪、気管支炎や胃腸の不調に用いられ、中世では最も重要なハーブのひとつとされていました。
　アンジェリカは苦味、芳香性のトニックとして胃液や胆汁の分泌を促し、消化不良や食欲不振を改善するハーブとして用いられ、ハーブティーとして服用されています。最近では認知症に対する効果が注目を集めています。
【注意事項】
- 禁忌：胃および腸に潰瘍（かいよう）のある人
- 副作用：フラノクマリン類による光線皮膚炎の発現の可能性（ただし難溶のため茶剤では危険性が少ない）
- 安全性：妊娠中に使用しない

▶ **イチョウ／ギンコウ**

【和名】イチョウ（銀杏）
【学名】*Ginkgo biloba*
【科名】イチョウ科
【使用部位】葉部
【主要成分】フラボノイド配糖体、テルペンラクトン（ギンコライド、ビオバリド）、バイフラボン（2重分子フラボン）、ギンコール酸
【おもな作用】認知症・耳鳴り・めまい等の脳血

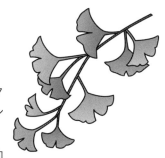

管神経障害、末梢循環障害による間欠性跛行、冷え性
【適応】認知症の脳の活性化・予防、生活のリズムを整える（P.104）、めまい、耳鳴り、冷え症
【概要】イチョウは驚くべき生命力を持ち、地球上に2億年も生き続けているため「生きた化石」と呼ばれており、わが国でも長寿の象徴とされています。イチョウは神経変性疾患であるアルツハイマー型認知症と脳卒中などの脳の血管性病変を原因とする脳血管型認知症のいずれにも効果が認められ、ドイツでは1994年に認知症の治療薬として認可されました。
【注意事項】
- 禁忌：イチョウ製剤に過敏な人
- 相互作用：薬物相互作用の起こりうるハーブ（メディカルハーブ安全性ハンドブック第2版）。抗凝固薬との併用に注意。

▶ ウスベニアオイ

【学名】*Malva sylvestris*
【科名】アオイ科
【使用部位】花部
【主要成分】粘液質、アントシアニジン（デルフィニジンなど）、タンニン
【おもな作用】皮膚・粘膜の保護、刺激緩和、軟化
【適応】風邪ののどの痛み（P.101）
【概要】ウスベニアオイはマシュマロウ（*Altaea officinalis*）と並んで粘液を豊富に含むハーブとして知られています。そのため昔から風邪によるのどの腫れや痛み、胃炎、膀胱炎、尿道炎などに対し、粘膜を守る目的で用いられてきました。

　また、ウスベニアオイのハーブティーは「青紫色のお茶」が楽しめる点でも有名です。この青紫の色はウスベニアオイの有効成分アントシアニジンによるものですが、このハーブティーにレモンを浮かべると一瞬で色がピンクに変化するのが楽しめます。

▶ エキナセア

【学名】*Echinacea angustifolia, E. pallida, E.purpurea*

【科名】キク科
【使用部位】地上部、根部
【主要成分】カフェ酸誘導体(エキナコシド、シナリンなど)、多糖類(ヘテログリカン類など)、アルキルアミド(イソブチルアミドなど)、精油、ピロリジンアルカロイド
【おもな作用】免疫賦活、創傷治癒、抗菌、抗ウイルス、消炎
【適応】免疫力・自然治癒力の向上(P.99)、風邪の初期対応(P.101)、水虫予防(P.112)、尿路感染(P.123)
【レシピ】風邪予防エキナセアチンキ(P.102)
【概要】エキナセア属のなかでもメディカルハーブとして用いられるのはアングスティフォリア(*E. angustifolia*)、パリダ(*E. pallida*)、パープレア(*E. purpurea*)の3種に限られます。エキナセアは北米の先住民が最も大切にしたハーブで、風邪や伝染病の治療に用いられました。その後19世紀末にヨーロッパに紹介され、栽培が開始されました。
【注意事項】
- 禁忌:結核、白血病、膠原病、多発性硬化症、エイズ、HIV感染およびその他の自己免疫疾患のような進行性疾患には禁忌(ドイツのコミッションEモノグラフ)

▶ エゾウコギ

【学名】*Acanthopanax senticosus (Eleutherococcus senticosus)*
【科名】ウコギ科
【使用部位】根、根茎、茎
【主要成分】リグナン類(エレウテロシドEなど)、クマリン誘導体(イソフラキシジンなど)、サポニン類(エレウテロシドAなど)、多糖類
【おもな作用】アダプトゲン(抗ストレス作用)、強壮、ホルモン調整作用
【適応】免疫力・自然治癒力の向上(P.99)、メンタルケア(ストレスへの適応力の向上)(P.116)
【概要】エゾウコギは米国ではシベリア人参、中国では刺五加(シゴカ)(*Ci wu jia*)と呼ばれ、東ロシア、中国北部、それに北海道の一部に生育します。中国では2000年もの間、エゾウコギを「気」を高めるハーブとして用いてきました。

また、エゾウコギは心身の疲労を防ぎ、運動能力を向上させ、集中力を持続させるため、旧ソ連ではスポーツ選手や宇宙飛行士に服用させたといいます。近年は女性ホルモン調整作用や血管壁を健やかに保つ作用などが報告されています。

▶ エルダーフラワー

【和名】西洋ニワトコ
【学名】*Sambucus nigra*
【科名】レンプクソウ科（スイカズラ科）
【使用部位】花部
【主要成分】精油、フェノール酸（クロロゲン酸）、フラボノイド配糖体（ルチン、クエルシトリン）、粘液質、青酸配糖体（サンブニグリン）、ミネラル（特にカリウム）
【おもな作用】発汗、利尿、抗アレルギー
【適応】風邪の初期対応（P.101）、花粉症
【概要】エルダーフラワーは初夏に小さなクリーム色の花をすずなりにつけます。ヨーロッパの伝統医学とアメリカ先住民の伝統医学のいずれにも用いられてきた歴史をもち、数多くの神話や伝説にも登場することで知られています。

エルダーフラワーは欧米では「インフルエンザの特効薬」と呼ばれ、単独またはペパーミント（*Mentha piperita*）やリンデン（*Tilia europaea*）などとブレンドして用います。

▶ オレンジフラワー

【学名】*Citrus aurantium*
【科名】ミカン科
【使用部位】花部
【主要成分】精油（酢酸リナリル、リナロール、ネロール、アントラニル酸メチル、*d*-リモネン、ゲラニオール）、フラボノイド配糖体（ネオヘスペリジン、ナリンギン）
【おもな作用】鎮静、緩和
【適応】認知症の周辺症状の不穏・興奮、不眠（P.105）、メンタルケア（不

眠）（P.116）、高血圧（P.123）
【概要】開花前のオレンジの花のつぼみを乾燥させたもので、風味の良い香りとわずかな苦味をもちます。新鮮なオレンジフラワーを蒸留して得た精油はネロリ油と呼ばれ、アロマテラピーや天然香料の分野で重要な位置を占めています。また、蒸留の際に生成される芳香蒸留水（オレンジフラワーウォーターまたはネロリウォーター）は化粧品原料としても用いられます。

▶ カレンデュラ

【和名】トウキンセンカ
【別名】マリーゴールド
【学名】*Calendula officinalis*
【科名】キク科
【使用部位】花部
【主要成分】カロチノイド（カロチン、キサントフィルなど）、ファラジオール、フィトステロール（タラキサステロールなど）、フラボノイド（クエルセチンなど）、苦味質、多糖類、精油
【おもな作用】皮膚・粘膜の修復、消炎、抗菌、抗真菌、抗ウイルス
【適応】皮膚のかゆみ、乾燥予防・ケア、軽度の褥瘡（P.112）
【レシピ】口腔ケア用マウスウォッシュ（P.100）、スキンケア用カレンデュラ浸出油（P.108）、カレンデュラ軟膏（P.110）、ハーブ手浴（P.119）
【概要】メディカルハーブとしてマリーゴールドを用いる場合は、フレンチマリーゴールド（*Tagetes patula*）などのほかの品種のマリーゴールドと混同しないように、学名にちなんでカレンデュラと呼びます。カレンデュラは古くから胃潰瘍や黄疸、それにのどの炎症や外傷、火傷に用いられてきましたが、その作用の本質は損傷を受けた皮膚や粘膜を修復、保護することにあります。

▶ クミスクチン

【和名】ジャバ茶
【学名】*Orthosiphon spicatus* (*Orthosiphon stamineus*)
【科名】シソ科
【使用部位】葉部

【主要成分】精油（主にセスキテルペン類）、脂溶性フラボン（シネンセチンなど）、カリウム塩
【おもな作用】利尿、鎮痙
【適応】尿路感染（P.123）、足のむくみ（P.123）、過敏膀胱、腎機能低下
【概要】欧米においてジャバ茶（*Java tea*）の名で知られるクミスクチンは、熱帯アジア原産のシソ科の植物で、インドネシアやマレーシアでは古くから「腎臓のお茶」として知られています。クミスクチンという名前はマレー語で「ネコのひげ」を意味しますが、これは花部の長く突き出した雌しべがネコのひげに似ているところからつけられたものです。

▶ クランベリー

【学名】*Vaccinium macrocarpon, Vaccinium oxycoccos*
【科名】ツツジ科
【使用部位】果実
【主要成分】植物酸（キナ酸、クエン酸、リンゴ酸など）、プロアントシアニジン、果糖、ビタミンC
【おもな作用】尿の酸性化、尿路への細菌の付着抑制
【適応】尿路感染（P.123）、尿臭
【概要】クランベリーはヨーロッパや北米の寒冷地に生育するツツジ科の小灌木で、収れん性の赤い果実をつけ、現在ではマサチューセッツ州やウィスコンシン州などで栽培されています。クランベリーは古くから膀胱炎や尿道炎などの泌尿器系の感染症や尿路結石、ビタミンC欠乏症、赤痢などの予防に用いられてきました。

▶ グリーンティー（緑茶）

【和名】チャ
【学名】*Camellia sinensis*
【科名】ツバキ科
【使用部位】葉部
【主要成分】アルカロイド（カフェイン、テオブロミン、テオフィリン）、タンニン（エピガロカテキンガレートなど）、アミノ酸（テアニン）、精油、クロロ

フィル
【おもな作用】興奮、利尿、収れん、止瀉（ししゃ）、抗菌
【適応】免疫力・自然治癒力の向上（P.99）、精神疲労
【概要】宋から帰国し、わが国に茶を伝えた栄西は、その著「喫茶養生記」に茶の効用を「茶は養生の仙薬であり人の寿命を延ばす妙術である」と記しています。最近の緑茶の機能性の研究では栄西の説を裏づけるように抗がん剤、抗コレステロール作用や体脂肪低減作用などが報告されています。
【注意事項】
- カフェインの過剰摂取は心臓疾患、精神疾患のある人には注意
- 相互作用：気管支拡張薬またはアドレナリン薬剤を含む他の中枢神経系刺激剤との相互作用が起こることが知られている（カフェイン）（メディカルハーブ安全性ハンドブック第2版）

▶ クロブドウ（黒葡萄）

【学名】*Vitis vinifera*
【科名】ブドウ科
【使用部位】葉部
【主要成分】レスベラトロール、OPC（オリゴメリックプロアントシアニジン）、アントシアニン
【おもな作用】アンチエイジング、むくみ、動悸・息切れ
【適応】認知症における抗酸化物質の摂取（P.105）、足のむくみ（P.123）、動脈硬化（P.123）、静脈還流障害、生活習慣病
【概要】動脈と静脈を保護する働きがある黒葡萄（葉）は、植物美容で話題の成分、レスベラトロール、OPC（オリゴメリックプロアントシアニジン）、アントシアニンの3つの成分を全て含んでいます。
　欧米ではしみやしわの予防や、脚のむくみの改善などに活用されています。

▶ サフラン

【学名】*Crocus sativus*
【科名】アヤメ科
【使用部位】柱頭

【主要成分】水溶性黄色カロチノイド色素クロシン、苦味配糖体ピクロクロシン、精油（サフラナールなど）
【おもな作用】血行促進、鎮静、鎮痙、通経、脳機能の調整
【適応】認知症の脳の活性化・予防、生活リズムを整える（P.104）、認知症の周辺症状の抑うつ（P.105）、メンタルケア（軽度うつ状態）（P.116）、神経痛（P.124）、不眠、更年期の不定愁訴
【概要】サフランは欧米で古くから香味料やメディカルハーブとして用いられてきました。現在ではスペイン、イタリアなどで栽培され、パエリヤやブイヤベースに不可欠のスパイスハーブとして知られており、中東諸国ではハーブティーとして服用されています。わが国では昔から婦人薬として更年期障害や冷え症に用いられていましたが、最近では脳の神経細胞の成長を促すことが明らかになり、認知症の予防や周辺症状の緩和に役立てられています。
【注意事項】
• 安全性：妊娠中に使用しない（メディカルハーブ安全性ハンドブック第2版）

▶ ジャーマンカモミール

【和名】カミツレ
【学名】*Matricaria chamomilla*（=*Matricaria recutita*）
【科名】キク科
【使用部位】花部
【主要成分】精油（α-ビサボロール、カマズレンなど）、セスキテルペンラクトン類（マトリシンなど）、フラボノイド（アピゲニン、ルテオリンなど）、コリン、クマリン類、その他
【おもな作用】消炎、鎮静、鎮痙、駆風
【適応】風邪の初期対応、のどの痛み（P.101）、認知症の周辺症状の不穏・興奮、不眠、不安（P.105～）、皮膚の乾燥予防・ケア、かゆみ（P.108～）、メンタルケア（不眠、イライラ、不安）（P.116～）、胃の不調（P.122）、頭痛（P.124）、神経痛（P.124）
【レシピ】ジャーマンカモミールのミルクティー（P.107）
【概要】世界中で最も親しまれているハーブティーといえばなんといってもジャーマンカモミールティーでしょう。ジャーマンカモミールは胸やけ、胃炎、

疝痛、生理痛、冷え性、不眠など幅広い薬効を示すため、どこの国でも「緑の薬箱」の定番ハーブになっています。

▶ ジンジャー

【和名】ショウガ（生姜）
【学名】*Zingiber officinale*
【科名】ショウガ科
【使用部位】根茎
【主要成分】精油（ジンギベレンなど）、辛味成分（ジンジャロール、ショウガオール）
【おもな作用】消化機能促進、利胆、制吐、陽性変力、消炎、鎮痛
【適応】軽度の褥瘡（P.112）、吐き気、冷え症、関節炎
【概要】ジンジャーは熱帯アジア原産のハーブで古代から医療に役立てられてきました。中国では生のジンジャーの根茎を生姜、乾燥したものを乾姜と呼んで区別しています。これは、ジンジャーを乾燥させると根茎の成分であるジンジャロールが消炎・鎮痛作用の強いショウガオールに変化するためです。また、ジンジャーはジャワ島やバリ島に伝わる伝統的な植物療法のジャムウにおいて、ウコン（*Curcuma longa*）とともに処方の中心として繁用されます。
【注意事項】
- 相互作用：ニフェジピン（血管拡張薬）との薬物相互作用の起こりうるハーブ（メディカルハーブ安全性ハンドブック第2版）

▶ スギナ／ホーステール

【和名】スギナ
【学名】*Equisetum arvense*
【科名】トクサ科
【使用部位】葉茎
【主要成分】ミネラル（66％以上がケイ酸およびケイ酸のカリウム、アルミニウム、マグネシウム塩）、フラボノイド（クエルセチンなど）、アルカロイド（パルストリン）
【おもな作用】利尿、ケイ素の補給、結合組織の強化

【適応】足のむくみ（P.123）、尿路感染（P.124）、骨粗しょう症、関節炎
【概要】スギナはフラボノイド類と5～8％に達するケイ酸塩を含み、古くから緩和な植物性利尿剤として用いられてきました。17世紀の英国のハーバリストであるニコラス・カルペパーはスギナの圧搾液や煎剤を止血の目的や結石、排尿痛に用い、また、アーユルヴェーダでは前立腺肥大、失禁や夜尿症に活用してきました。ケイ素は生物圏（地球上で生物がすんでいる場所の総和）で酸素の次に多い元素で、石英として存在しますが、一部は可溶化して植物に取り込まれ、シリカ（二酸化ケイ素）やケイ酸塩としても含有されます。

▶ セージ

【和名】薬用サルビア
【学名】*Salvia officinalis*
【科名】シソ科
【使用部位】葉部
【主要成分】フラボノイド（ルテオリンなど）、精油（ツヨン、シネオール、カンファー）、フェノール酸（ロスマリン酸など）、ジテルペン型苦味物質カルノソール
【おもな作用】抗菌、抗真菌、抗ウイルス、収れん、発汗抑制、母乳分泌抑制
【適応】認知症（脳の活性化、抗酸化物質の摂取）（P.104～）、咽頭炎、更年期のホットフラッシュ、寝汗
【レシピ】口腔ケア用マウスウォッシュ（P.100）
【概要】セージは古代ギリシアの時代からメディカルハーブとして用いられてきました。1世紀には、ギリシアの医師ディオスコリデスがセージの煎剤で傷の出血が止まり、潰瘍が治癒した例を報告しています。粘膜を修復、保護し、またローズマリーに次ぐ抗酸化力を持つことから口腔のトラブルや認知症の予防に用いられます。
【注意事項】
・安全性：チンキ剤は妊娠中に使用しない。

▶ セントジョンズワート

【和名】西洋オトギリソウ

【学名】*Hypericum perforatum*

【科名】オトギリソウ科

【使用部位】開花時の地上部

【主要成分】ジアンスロン類（ヒペリシン、ソイドヒペリシンなど）、フラボノイド配糖体（ルチン、ヒペロシドなど）、ハイパーフォリン、タンニン、精油

【おもな作用】抗うつ、消炎、鎮痛

【適応】認知症の周辺症状の抑うつ（P.105）、メンタルケア（軽度うつ状態）（P.116）、神経痛（P.124）

【概要】夏至の日である6月24日の聖ヨハネの日（St. John's Day）に収穫すると、最も治癒力が強いといわれるセントジョンズワートは、古代ギリシアの時代から傷の手当てや利尿、月経困難などに用いられてきました。近年になって悲嘆、絶望や恐れなどの感情および抑うつに対する効果が確認され、大きな関心を集めています。

【注意事項】

- 相互作用：薬物相互作用が起こることが知られているハーブ（メディカルハーブ安全性ハンドブック第2版）。
- 補足：セントジョンズワートは薬物代謝酵素を誘導するため、わが国の厚生労働省はセントジョンズワート含有食品と次の医薬品との併用に関する注意を促す発表を行った。

インジナビル（抗HIV薬）、ジゴキシン（強心薬）、シクロスポリン（免疫抑制薬）、テオフィリン（気管支拡張薬）、ワルファリン（血液凝固防止薬）、経口避妊薬

▶ ソウパルメット

【和名】ノコギリヤシ

【学名】*Serenoa repens*

【科名】ヤシ科

【使用部位】果実

【主要成分】フィトステロール（β-シトステロール、スティグマステロール）、

遊離脂肪酸（オレイン酸、リノール酸など）、精油、フラボノイド
【おもな作用】酵素（5α-リダクターゼ）阻害、消炎、利尿
【適応】良性前立腺肥大（P.124）
【概要】ソウパルメットは北米の先住民が前立腺炎や前立腺肥大に用いてきたハーブで「植物性のカテーテル（導尿管）」の別名をもちます。壮年期の男性のなかには夜中にトイレに何度も起きたり、尿の出が悪く残尿感があったりといった症状に悩まされることがあります。

これは男性ホルモンであるテストステロンが5α-リダクターゼと呼ばれる酵素の影響でジヒドロテストステロンとなって活性化し、前立腺の受容体に結合して前立腺を肥大させ、尿道を圧迫するためです。

ソウパルメットの成分は5α-リダクターゼの活性を阻害し、ジヒドロテストステロンと受容体との結合を阻害して、こうしたデリケートな症状を改善させます。

▶タイム

【和名】タチジャコウソウ
【学名】*Thymus vulgaris*
【科名】シソ科
【使用部位】葉部
【主要成分】精油（チモール、カルバクロール）、フラボノイド（アピゲニン、ルテオリン）、タンニン、サポニン
【おもな作用】抗菌、去痰、気管支鎮痙
【適応】口腔衛生のうがい（P.100）、咳（P.102）、水虫予防（P.112）、気管支炎
【レシピ】口腔ケア用マウスウォッシュ（P.100）
【概要】タイムは数あるハーブの中で最も抗菌力の強いハーブであることから「勇気の象徴」とされ、「タイムの香りのする人」といわれるのは男性にとっての最大の誉め言葉とされていました。また、タイムに含まれるアピゲニンやチモニンなどのフラボノイド類やサポニンは、鎮痙作用や鎮咳・去痰作用を発揮します。

▶ ダンディライオン

【和名】西洋タンポポ
【学名】*Taraxacum officinale*
【科名】キク科
【使用部位】根部
【主要成分】炭水化物（イヌリン）、フィトステロール（タラキサステロール）、苦味質（タラキサシン）、フェノール酸（カフェ酸）、ミネラル（カリウム、カルシウム）、その他
【おもな作用】強肝、利胆、緩下、利尿、浄血、催乳
【適応】メンタルケア（ストレス耐性）（P.116）、便秘（P.122）、高血糖（P.122）、脂質異常（P.122）、肝機能の低下（P.122）、慢性関節リウマチ（P.124）
【概要】ダンディライオンは繁殖力が強いため世界各地で野生または栽培されており、歴史的にも各地の伝統医学で自然薬（ナチュラルメディスン）として活用されています。インドのアーユルヴェーダやアラビアのユナニ医学では肝臓や胆のうの不調、リウマチなどの体質改善に用います。イヌリンなどの成分が腸内環境を改善し体質改善を促します。

▶ ドクダミ

【別名】じゅうやく（十薬）
【学名】*Houttuynia cordata*
【科名】ドクダミ科
【使用部位】全草
【主要成分】クエルシトリン、デカノイルアセトアルデヒド、カリウム
【おもな作用】利尿、発汗、緩下、抗菌
【適応】便秘（P.122）、ニキビ、吹き出物などの皮膚疾患
【概要】ドクダミ科のドクダミはわが国や台湾・中国・ヒマラヤ・ジャワにかけて広く分布する多年草で、日当たりの悪い土地に自生し、初夏に十字にみえる白い総包をつけます。ドクダミの名は「毒矯み」に由来し、また別名の十薬（ジュウヤク）はさまざまな病に奏効するところから名づけられたとされています。

ネトル

【和名】西洋イラクサ
【学名】*Urtica dioica*
【科名】イラクサ科
【使用部位】葉部
【主要成分】フラボノイド（クエルセチン）、フラボノイド配糖体（ルチン）、クロロフィル、フィトステロール（β-シトステロールなど）、β-カロチン、ビタミンC、葉酸、ミネラル（ケイ酸、カルシウム、カリウム、鉄）、刺毛にアミン類（ヒスタミン、セロトニン、コリン）
【おもな作用】利尿、浄血、造血、体質改善
【適応】関節リウマチ（P.124）、花粉症、アトピー性皮膚炎などのアレルギー疾患、痛風、貧血
【概要】ヘモグロビンに構造が類似したクロロフィルを豊富に含むネトルは、古くから浄血と造血の目的で用いられてきた歴史をもちます。

浄血の目的ではアトピーや花粉症、リウマチなどのアレルギー疾患に用います。造血の目的ではネトルに含まれる鉄分、ビタミンCや葉酸などが貧血に用いられます。また、フラボノイド類、カリウムやケイ素を豊富に含んで利尿作用を示し、体内の老廃物や尿酸を排泄させます。

ハイビスカス

【学名】*Hibiscus sabdariffa*
【科名】アオイ科
【使用部位】がく部
【主要成分】植物酸（クエン酸、リンゴ酸、ハイビスカス酸）、アントシアニン色素（ヒビシンなど）、粘液質、ペクチン、ミネラル（鉄、カリウム）
【おもな作用】代謝促進、消化機能促進、緩下、利尿
【適応】肉体疲労（P.102）、食欲不振、便秘
【レシピ】ハイビスカスハーブビネガー（P.103）
【概要】フランスでカルカーデと呼ばれるハイビスカスの語源は、古代エジプトの美の女神ヒビスに由来するといわれています。現在ではエジプトやスーダンのほかに中国などでも栽培されており、さわやかな酸味と鮮やかなルビー色

のハイビスカスティーは優れた美容、健康効果により世界中で女性の人気を博しています。

▶ パッションフラワー

【和名】チャボトケイソウ
【学名】*Passiflora incarnata*
【科名】トケイソウ科
【使用部位】地上部
【主要成分】フラボノイド（アピゲニン）、フラボノイド配糖体（ビテキシン）、インドールアルカロイド（ハルマン、ハルモール）、青酸配当体（ジノカルディン）
【おもな作用】中枢性の鎮静、鎮痙
【適応】認知症の周辺症状の不安（P.105）、メンタルケア（イライラ、不安）（P.117）、頭痛（P.124）、神経痛（P.124）、精神不安、不眠、高血圧
【概要】パッションフラワーは向精神性ハーブに分類されますが、作用が穏やかであるため小児や老人、更年期の女性などにも安心して処方できる「植物性の精神安定剤（トランキライザー）」として知られています。ジャーマンカモミールなど鎮静系のハーブとブレンドして用いられます。

▶ パンプキンシード

【和名】西洋カボチャ
【学名】*Cucurbita pepo*
【科名】ウリ科
【使用部位】種子
【主要成分】フィトステロール（スティグマステロールなど）、トコフェロール類（ビタミンE）、リグナン、ペクチン、油脂（リノール酸、リノレン酸）、微量ミネラル（セレン、亜鉛、カリウム、マンガン、銅など）
【おもな作用】消炎、利尿、強壮、ホルモン調整
【適応】良性前立腺肥大（P.124）、尿漏れ、失禁、過敏膀胱
【概要】北米の先住民のチュロキー族やイロコイ族は、パンプキンの種そのものや種のハーブティーを子供に駆虫剤として、また夜尿症の治療で与えました。

現在ではパンプキンシードは老若男女問わず過敏膀胱や失禁・頻尿・下腹部の痛みなどのデリケートな症状の改善に用いられています。

▶ ペパーミント

【和名】西洋ハッカ（西洋薄荷）
【学名】*Mentha piperita*
【科名】シソ科
【使用部位】葉部
【主要成分】精油（ℓ-メントール、メントン、メントフラン）、フラボノイド（アピゲニン、ルテオリン）、シソ科タンニン、フェノール酸（カフェ酸、クロロゲン酸、ロスマリン酸）
【おもな作用】賦活（のち鎮静）、鎮痙、駆風、利胆
【適応】口腔衛生のうがい（P.100）、認知症の周辺症状の抑うつ（P.105）、メンタルケア（軽度うつ状態）（P.116）、胃の不調（P.122）、頭痛（P.124）、集中力低下、過敏性腸症候群
【概要】ペパーミントのさわやかなメントールの香りは中枢神経を刺激して眠気を吹き飛ばし、脳の働きを活性化します。また、ペパーミントティーは古くから食べすぎ、飲みすぎ、食欲不振、胃痛などに用いられてきました。ペパーミントティーは胃腸だけでなく肝臓や胆のうのはたらきも促し、また清涼感にあふれる風味を利用したブレンドの素材としても多用されます。

▶ ホーソン

【和名】西洋サンザシ
【学名】*Crataegus monogyna*
【科名】バラ科
【使用部位】葉、花、果実
【主要成分】OPC（オリゴメリックプロアントシアニジン）、フラボノイド配糖体（ヒペロシド、ビテキシンなど）、カテキン
【おもな作用】心拍の調整作用、冠状血管や心筋の血行促進
【適応】心臓の不調（P.123）、動悸、息切れ、心臓の痛み
【概要】ホーソンの花や葉、それに果実は欧米やアジアの伝統的な植物療法で

古くから動悸、息切れ、心臓の痛みなど、心臓をとりまくさまざまな症状に用いられてきました。現在の植物療法においても、ホーソンはうっ血性の心不全の初期症状や狭心症、心臓周囲の圧迫感、老化による心臓の機能低下やそれに伴う睡眠障害など、幅広い目的で用いられています。

▶ マシュマロウ／アルテア

【和名】ウスベニタチアオイ
【学名】*Althaea officinalis*
【科名】アオイ科
【使用部位】根部
【主要成分】粘液質（でんぷんやアラビノガラクタンなどの多糖類）、フラボノイド、フェノール酸
【おもな作用】粘膜保護、緩和、局所の創傷治癒
【適応】風邪ののどの痛み（P.101）、胃炎、空咳
【概要】マシュマロウはヨーロッパの伝統医学で2000年にもわたって用いられてきた歴史をもち、粘液を含むハーブのなかで最も重要な位置を占めています。粘液は粘膜に潤いを与え、刺激から守る役割をもつため、空咳、のどの痛み、気管支炎、口内炎や消化器官の炎症、泌尿器の炎症などの症状に効果的とされています。
【注意事項】
- 相互作用：ほかの薬剤と同時に服用すると薬剤の吸収を遅延させることがある

▶ マルベリー

【和名】クワ（桑）
【学名】*Morus alba*
【科名】クワ科
【使用部位】葉部
【主要成分】DNJ（デオキシノジリマイシン）、ガンマ-アミノ酪酸、クロロフィル、フィトステロール（シトステロール）、ミネラル（鉄、カルシ

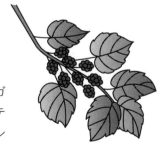

ウム、亜鉛）
【おもな作用】α-グルコシダーゼ阻害による血糖調整
【適応】高血糖（P.122）、肥満、糖尿病、便秘
【概要】マルベリーの学名の*Morus*はケルト語の「黒」に由来し、完熟した紫黒色の実は昔から世界各地で生食され、ジャムや果実酒の原料として用いられてきました。わが国では鎌倉時代に栄西禅師が「喫茶養生記」で桑の葉をとりあげ、飲水病（現在の糖尿病）に飲用を勧めています。糖分の吸収を抑えるダイエット効果を得るには食事の直前に服用します。

▶ マレイン

【和名】ビロウドモウズイカ
【学名】*Verbascum thapsus*
【科名】ゴマノハグサ科
【使用部位】花部、葉部
【主要成分】粘液質（キシログルカン、アラビノガラクタンなど）、イリドイド配糖体（アウクビン）、サポニン（バーバスコサポニン）、フラボノイド（アピゲニン、ルテオリンなど）、フィトステロール
【おもな作用】鎮咳、去痰
【適応】風邪の咳（P.102）、気管支炎
【概要】米国の先住民は、マレインの葉をたばこのように吸引して喘息や痙攣性の咳の治療に用いていました。19世紀にはエクレクティック派（折衷主義）の医師がマレインを呼吸器、泌尿器、生殖器や耳道の炎症性疾患に用いました。今日ではナチュロパシー医やメディカルハーバリストが慢性の中耳炎にマレインを処方しており、ドイツでは小児科において呼吸器系疾患に対し、マレインの花や葉のハーブティーを用いています。

▶ ラベンダー

【学名】*Lavandula angustifolia*
【科名】シソ科
【使用部位】花部
【主要成分】精油（酢酸リナリル、リナロール）、フラボノイド、タンニン

【おもな作用】鎮静、鎮痙、抗菌
【適応】不安、不眠、更年期の不定愁訴
【レシピ】ハーブ手浴（P.119）ハーブサシェ（P.120）
【概要】ラベンダーは地中海沿岸に自生するシソ科の半低木で、清楚な芳香を放つ青い花をつけます。ラベンダーの語源はラテン語のラワーレ（洗う）に由来し、古代ギリシアの時代から怒りや執着を鎮めたり、心身を浄化するために用いられてきました。その後の中世にはビンゲンのヒルデガルトによってヨーロッパ全土に広められたとされています。

▶ リンデン

【和名】西洋ボダイジュ
【学名】*Tilia europaea*
【科名】アオイ科（シナノキ科）
【使用部位】花部、葉部
【主要成分】フラボノイド配糖体（ルチン、ヒペロシド、ティリロシド）、粘液質（アラビノガラクタンなど）、タンニン、フェノール酸（カフェ酸、クロロゲン酸）、精油（ファルネソールなど）
【おもな作用】発汗、利尿、鎮静、鎮痙、保湿（外用）
【適応】認知症の周辺症状の不穏・興奮、不眠（P.105）、メンタルケア（不眠）（P.116）、高血圧（P.123）、心臓の不調（P.123）、風邪、咳
【概要】高さ30メートルを超すリンデンの葉は鎮静、発汗、利尿の3つのはたらきがあることからヨーロッパの植物療法では古くから高血圧、不眠、風邪やインフルエンザに用いられてきました。ファルネソールをはじめとするリンデンの精油成分が放つ甘い芳香は不安や興奮を鎮め、心身の緊張を和らげます。

▶ ローズ

【和名】バラ
【学名】*Rosa gallica*
【科名】バラ科
【使用部位】花部
【主要成分】精油（シトロネロール、ゲラニオール、フェニルエチルアルコールな

ど）、タンニン、有機酸
【おもな作用】鎮静、緩和、収れん
【適応】神経過敏、悲嘆、不安
【レシピ】ハーブ手浴（P.119）ハーブサシェ（P.120）
【概要】ガリカ種のバラは「薬屋さんのバラ（アポテカリーローズ）」と呼ばれており、その名前からも薬用として用いられていたことが分かります。バラの花弁はタンニンを含み、収れん性であるため、口腔や咽頭粘膜の炎症や下痢などの消化器系の不調に用いられます。また、ある本草書には「乾いたバラを鼻にあてて香りをかぐと脳と心が安らぎ、魂の渇きが満たされる」と書かれているように、バラの香りは悲嘆や不安、恐れを和らげる力をもちます。

▶ ローズヒップ

【学名】*Rosa canina*
【科名】バラ科
【使用部位】偽果
【主要成分】ビタミンC、ペクチン、果実酸、ビタミンE、カロチノイド（リコピン、β-カロチン）、フラボノイド
【おもな作用】ビタミンC補給、緩下
【適応】風邪の初期対応（P.101）、認知症における抗酸化物質の摂取（P.105）、軽度の褥瘡（P.112）、便秘（P.122）、関節リウマチ（P.124）
【概要】ローズヒップはローズの偽果から一般に種子といわれる果実（小堅果）や白毛を十分に取り除き乾燥したものです。ローズヒップはレモンの20〜40倍のビタミンC、フラボノイド、ペクチン、果実酸、ビタミンEやタンニンなどを含んでいます。また、偽果の赤い色はリコピンやβ-カロチンなどのカロチノイド色素によるものです。

▶ ローズマリー

【和名】マンネンロウ（万年郎）
【学名】*Rosmarinus officinalis*
【科名】シソ科
【使用部位】葉部

【主要成分】精油（1,8-シネオール、α-ピネン、カンファー、ボルネオールなど）、フェノール酸（ロスマリン酸、クロロゲン酸、カフェ酸）、ジテルペン化合物（カルノソール、ロスマノールなど）、フラボノイド（ルテオリンなど）
【おもな作用】抗酸化、消化機能促進、血行促進、陽性変力
【適応】血行不良、低血圧、関節リウマチ、心機能の低下
【レシピ】ハーブ手浴（P.119）
【概要】ローズマリーは古くから「若さを取り戻すハーブ」、また「記憶力を増強するハーブ」として知られており、和名のマンネンロウも「永遠の青年」を意味するとされています。こうしたエピソードを裏づけるものとしてローズマリーにはロスマリン酸などの強力な抗酸化成分が見出されています。

▶ 和ハッカ（和薄荷）

【学名】*Mentha arvensis*
【科名】シソ科
【使用部位】葉部
【主要成分】精油（ℓ-メントール、ℓ-メントン、カンフェン、1,8-シネオール、β-カリオフィレン、ℓ-リモネン、ゲルマクレン、ピペリトン、プレゴン）

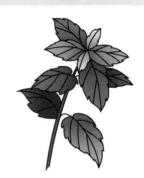

【おもな作用】消化器系の不調の改善
【適応】口腔衛生のうがい（P.100）、胃の不調（P.122）、過敏性腸症候群、集中力低下
【レシピ】口腔ケア用マウスウォッシュ（P.100）
【概要】ペパーミントに比べてメントール成分が多く含まれており、消化器系の不調に適しています。また、刺激が少なく、すっきりした清涼感が特徴です。わが国ではハッカ栽培が盛んに行なわれ、精油は欧米に向けて輸出されていました。その後は香料の輸入自由化などにより衰退しましたが、最近になって和ハッカの品質に人気が高まり栽培も増加しています。

❷ 介護に役立つアロマ

> **チェックポイント**
> 介護に役立つ精油にはどのようなものがあるのか確認していきましょう。

▶ イランイラン

【和名】イランイランノキ
【学名】*Cananga odorata*
【科名】バンレイシ科
【使用部位】花部
【主要成分】リナロール、ゲラニオール、ファルネソール、ベンジルアルコール、安息香酸メチル
【おもな作用】緩和、高揚、ホルモン分泌調整
【適応】メンタルケア（不安）（P.105、117）、緊張、自信喪失
【概要】イランイランはタガログ語で「花の中の花」を意味する *Alang Ilang* を語源とし、濃厚なフローラル調の香りを特徴とすることから古くから香水原料として用いられてきました。アロマテラピーでは"フローラルハイ"と呼ばれる多幸感・充実感を味わうことを通してストレスによる緊張を解き放ち、深い呼吸を取り戻すことができます。

▶ オレンジ

【学名】*Citrus sinensis*
【科名】ミカン科
【使用部位】果皮
【主要成分】*d*-リモネン、リナロール、シトラール
【おもな作用】緩和、消化器系機能調整
【適応】認知症の周辺症状の抑うつ、不眠、不安（P.105）、メンタルケア（軽度うつ状態）（P.116）
【レシピ】消臭アロマスプレー（P.97）リラックス用アロマ芳香浴（P.106〜）アロマハンドマッサージ油（P.117〜）

【概要】地中海やアメリカ合衆国のフロリダ、カリフォルニアなどの西海岸でふり注ぐ太陽の光をいっぱいに受けて育ったオレンジの香りは、冷えきった心と体をあたためるのに最適の香りといえるでしょう。同じかんきつ系でもレモンがリフレッシュ効果にすぐれているのに対しオレンジはリラックス効果が強いのが特徴です。

▶ オレンジフラワー／ネロリ

【和名】ダイダイ（橙）
【学名】*Citrus aurantium*
【科名】ミカン科
【使用部位】花部
【主要成分】リナロール、酢酸リナリル、ネロリドール、ゲラニオール
【おもな作用】緩和、高揚、鎮痙、細胞修復
【適応】認知症の周辺症状の抑うつ（P.105）、メンタルケア（軽度うつ状態）（P.116）
【概要】ネロリの原料はビターオレンジの花で、濃厚なフローラル調の香りを放ち香水原料としても用いられます。ストレスで沈み込んだ感情に深いリラックスをもたらすとともに高揚させ、つらさや悲しみの中から新たな一歩を踏み出すエネルギーを与えてくれます。

▶ グレープフルーツ

【学名】*Citrus paradisi*
【科名】ミカン科
【使用部位】果皮
【主要成分】*d*-リモネン、ヌートカトン
【おもな作用】消化器系（肝臓、胆のう）機能亢進、活力増進
【適応】肝機能の低下（P.122）、肥満、無気力、活力低下
【概要】グレープフルーツの学名の *paradisi* がパラダイス（天国、楽園）を語源としているように、この香りは心身に重くのしかかったストレスを取り去り、生きる喜びを回復してくれます。ほかのかんきつ系と同じように消化器系の機能を高めますが胃腸のみならず肝臓や胆のうを強化するのが特徴です。

▶ クロモジ（黒文字）

【学名】*Lindera umbellata*
【科名】クスノキ科
【使用部位】葉・枝部
【主要成分】リナロール、1,8-シネオール、リモネン、ゲラニオール
【おもな作用】消炎、鎮痛、血行促進
【適応】皮膚の乾燥予防・ケア（P.108）、水虫予防（P.113）、神経痛（P.124）、更年期の不定愁訴、関節炎
【レシピ】アロマ手指清潔ジェル（P.98～）皮膚の保湿用クロモジウォーター（P.111）水虫予防・ケア（P.115）
【概要】樹皮が暗緑色で黒斑があり、文字のようにみえることからクロモジ（黒文字）とよばれています。

　消炎・鎮痛・血行促進作用があるので、こわばりや節々の痛み、冷え症のある方に適しています。

　また、ストレスや心身の緊張による不眠や、皮膚の新陳代謝を促進し肌を健やかに保つので美容にも用いることができます。

▶ ゲットウ（月桃）

【学名】*Alpinia zerumbet.excelsa*
【科名】ショウガ科
【使用部位】葉部
【主要成分】1,8-シネオール、テルピネン-4-オール、パラシメン
【おもな作用】抗不安、鎮静、鎮痙
【適応】メンタルケア（軽度うつ状態）（P.116）、不安、緊張、不眠

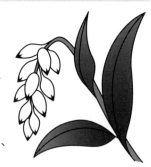

【概要】甘くスパイシーな香りが特徴です。その甘い香りは心と体をやさしく包み込んでエネルギーのブロックを解き放ち、落ち着きと安らぎを取り戻します。月桃は九州南端から沖縄にかけて自生するハーブで沖縄ではサンニンと呼ばれています。

サイプレス

【和名】イトスギ（糸杉）
【学名】*Cupressus sempervirens*
【科名】ヒノキ科
【使用部位】葉部と球果
【主要成分】α-ピネン、カンフェン、テルピネオール
【おもな作用】収れん、デオドラント（消臭、汗止め）
【適応】足のむくみ（P.123）、ダイエット、注意力散漫、夜尿症
【概要】サイプレスはセザンヌやゴッホの絵に出てくるイタリアイトスギのことです。昔、この木が崇拝されていた地中海に浮かぶキプロス島が語源といわれています。精油のはたらきはこの木のシルエットが示すように"引き締める"のが特徴で、過剰な汗や皮脂、水分、血液、尿などを取り去ることで知られています。

ジュニパー

【和名】杜松（ねず）
【学名】*Juniperus communis*
【科名】ヒノキ科
【使用部位】液果
【主要成分】α-ピネン、カリオフィレン、ボルネオール、シトロネロール
【おもな作用】利尿、鎮痛、抗菌
【適応】足のむくみ（P.123）、筋肉痛、関節リウマチ
【概要】ジュニパーはわが国のネズ（杜松）にあたり、スモーキーな松ヤニのような香りが特徴です。ジュニパーが医療に用いられた歴史は古く、フランスでは病棟でローズマリーとともに小枝をたいて空気を浄化しました。このことは人々がこのハーブのもつ抗菌力を体験的に知っていたことを示しているといえそうです。

ショウノウ（樟脳）

【和名】クスノキ（樟）
【学名】*Cinnamomum camphora*

【科名】クスノキ科
【使用部位】枝・木部
【主要成分】カンファー、1,8-シネオール、リモネン
【おもな作用】神経刺激（のち鎮静）、鎮痛
【適応】認知症の脳の活性化・予防（P.104）、筋肉痛、打撲
【概要】樟脳の香りは場を清めるはたらきがあるとして、古くから御神木として祭られてきました。昔から「カンフル剤」として目覚めさせる使い方が知られていますが、二次的に気持ちを落ち着かせるため、最近のアロマセラピーの研究では、ストレスに対するリラックス効果や安眠効果が報告されています。

▶ ティートリー

【学名】*Melaleuca alternifolia*
【科名】フトモモ科
【使用部位】葉部
【主要成分】テルピネン-4-オール、1,8-シネオール
【おもな作用】免疫賦活、消炎、鎮痛、抗菌
【適応】清潔・衛生管理の感染症予防（P.98）、口腔衛生のうがい（P.100）、風邪の初期対応（P.101）、水虫（P.112〜）、にきび、感染症
【レシピ】水虫予防・ケア（P.115）アロマ手指ジェル（P.98〜）
【概要】ティートリーはオーストラリアに自生するフトモモ科の高木で、いわゆるお茶の木（ツバキ科）とは全くの別ものです。オーストラリアの先住民であるアボリジニの人々がこの木の葉をお茶にして飲んだことからティートリーと名づけられたといわれています。

　このティートリーの精油が一躍、世界中に広がった理由は抗菌作用と免疫賦活作用を併せ持つことにあります。また細菌や真菌、ウイルスに対して抗菌・抗ウイルス作用を発揮する一方で皮膚に対しては比較的、刺激が少ないという利点を持ちます。

▶ ヒノキ（檜）

【学名】*Chamaecyparis obtusa*
【科名】ヒノキ科

【使用部位】枝部
【主要成分】カジネン、カジノール、アルファピネン
【おもな作用】鎮静、緩和
【適応】清潔・衛生管理の消臭対策（P.96）、認知症の周辺症状の不穏・興奮（P.105）、高血圧（P.123）
【レシピ】消臭アロマスプレー（P.97）アロマ手指清潔ジェル（P.98〜）リラックス用アロマ芳香浴（P.106〜）アロマハンドマッサージ油（P.117）
【概要】ヒノキは抗菌力が強いため、古くから家屋や寺院の建築用材として用いられてきました。また、そのウッディーな香りがリラックス効果を与えることから浴槽に使用されており、「ヒノキ風呂」はわが国で育ったアロマバスとして最近では外国人に好まれています。ヒノキの精油には、心身に深い安らぎを与えるという特徴があります。

▶ ヒバ

【学名】*Thujopsis dolabrata*
【科名】ヒノキ科
【使用部位】木部
【主要成分】ツヨプセン、セドロール、ヒノキチオール
【おもな作用】抗菌、賦活、浄化
【適応】清潔・衛生管理の消臭対策（P.96）、注意力散漫、気力低下
【レシピ】消臭アロマスプレー（P.97）アロマ手指清潔ジェル（P.98）
【概要】身を清めることで知られるウッディーな香りは、場のエネルギーを浄化すると共に心身の疲労を消し去り、精神力と気力を吹き返してくれます。ヒノキチオールは強力な抗菌作用をもつことで知られています。

▶ ペパーミント

【和名】西洋ハッカ
【学名】*Mentha piperita*
【科名】シソ科
【使用部位】葉部
【主要成分】ℓ-メントール、メントン

【おもな作用】消化器系機能調整、中枢神経系（脳）機能亢進、消炎、鎮痛、鎮痙
【適応】心のケア（イライラ）（P.117）、胃の不調（P.122）、便秘（P.122）、頭痛（P.124）、肩こり・腰痛・筋肉痛（P.124）、神経痛（P.124）、消臭
【レシピ】消臭アロマスプレー（P.97〜）
【概要】ミント類は繁殖力が強く、一般にミント類だけで3000種もの亜種が存在するとされており、ペパーミントもウォーターミント（学名：*Mentha aquatica*）とスペアミント（学名：*Mentha spicata*）の交雑種です。
　さわやかなメントールの香りは滞った思考力を回復し、消化器系の不調を改善します。筋肉痛や打撲などには消炎・冷却効果を発揮しますが二次的には血液循環を促して治りを早めます。

メリッサ／レモンバーム

【和名】西洋ヤマハッカ
【学名】*Melissa officinalis*
【科名】シソ科
【使用部位】葉部
【主要成分】シトラール、シトロネラール、シトロネロール、リナロール、ゲラニオール
【おもな作用】鎮静、鎮痙、消炎、緩和、抗アレルギー、抗菌
【適応】心のケア（不安）（P.117）、緊張、ショック、パニック
【概要】メリッサは別名をレモンバーム、和名を西洋ヤマハッカといいます。栽培は比較的容易ですが、精油の含有量が極めて少ないことで知られています。強い抗菌作用を持つと共に興奮やパニックを鎮める作用を持ちます。

モミ／トドマツ

【学名】*Abies sachalinensis*
【科名】マツ科
【使用部位】葉・枝部
【主要成分】精油（α-ピネン、カンフェン、酢酸ボルニル、リモネン）
【おもな作用】肺炎や気管支炎などの呼吸器疾患、リウマチ、関節炎など

【適応】清潔・衛生管理の消臭対策（P.96）、風邪の初期対応（P.101）、神経痛（P.124）、関節リウマチ（P.124）、集中力低下、散漫、消臭

【レシピ】消臭アロマスプレー（P.97～）手指清潔ジェル（P.98～）

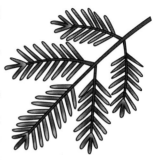

【概要】モミは、わが国では亜寒帯の北海道に特有の針葉樹です。樹木としての寿命はそれほど長くはなく、80～100年ほどですが、歳を経たものは高さが30m、太さ70cmに達し、針状の葉は、長さ3cmほどで6年くらい枝についています。モミの精油はクリアでバルサム様の香りを発しますが、リモネンを含むためほのかにかんきつ系の香りを感じることがあります。精神の適度な緊張を保つ働きが明らかになり、職場環境などにも活用されています。

▶ ユーカリ

【学名】*Eucalyptus globulus*

【科名】フトモモ科

【使用部位】葉部

【主要成分】1,8-シネオール

【おもな作用】消炎、抗菌、去痰

【適応】風邪の咳症状（P.102）、花粉症

【レシピ】アロマ手指清潔ジェル（P.98～）

【概要】コアラの住み家としておなじみのユーカリは100mに達するほどの高木で、土地の水はけをよくする木としても知られています。ユーカリの木を伐採するとマラリアなどの流行が起こるのは、この木から放出される芳香成分の並はずれた抗菌力を裏づける結果といえるでしょう。主成分の1,8-シネオールは鼻にツンとくるクールな香りで抗菌、抗ダニ効果をもたらします。

▶ ユズ（柚子）

【学名】*Citrus junos*

【科名】ミカン科

【使用部位】果皮
【主要成分】d-リモネン、テルピネン、α-ピネン、リナロール
【おもな作用】緩和、血行促進、抗不安
【適応】認知症の周辺症状の不穏・興奮、不安（P.106）心のケア（不眠）（P.116）、高血圧（P.123）、冷え症
【レシピ】脳のリラックス用アロマ芳香浴（P.106〜）アロマハンドマッサージ油（P.117）
【概要】ユズは中国の長江上流が原産とされる高さ約4mほどの常緑小高木で、ミカン属の中で最も耐寒性にすぐれています。ユズの香気成分としてはおよそ80種類が確認されていますが、ほかのかんきつ類の精油と同様にd-リモネンが最も多く、香りの特徴としてはチモールやペリラアルデヒドなどが微量でありながら重要な役割を果たしているとされています。ユズの暖かくなつかしい香りは不安や緊張で冷めきった心と体をやさしく包み込み、安心と落ち着きを取り戻します。

▶ ラベンダー

【学名】*Lavandula officinalis*
【科名】シソ科
【使用部位】花部および葉部
【主要成分】酢酸リナリル、リナリルアセタート、リナロール
【おもな作用】鎮静、鎮痙、消炎、細胞修復、抗菌
【適応】清潔・衛生管理の感染症予防（P.98）、免疫力・自然治癒力の向上（P.99）、風邪の初期対応（P.101、123）、認知症の脳の活性化・予防（P.104）、認知症の周辺症状の不穏・興奮、不眠、不安（P.105〜）、皮膚の乾燥予防・ケア、かゆみ、軽度の褥瘡（P.108〜）、水虫ケア（P.113）、心のケア（不眠、イライラ、不安）（P.116〜）、高血圧（P.123）、頭痛（P.124）、肩こり・腰痛・筋肉痛（P.124）、神経痛（P.124）、慢性関節リウマチ（P.124）
【レシピ】水虫予防・ケア（P.115〜）アロマ手指消毒ジェル（P.98）脳のリラックス用アロマ芳香浴（P.106〜）皮膚の保湿用ラベンダーオイルローション（P.111〜）アロマハンドマッサージ油（P.117〜）

【概要】ラベンダーはラテン語で"ラワーレ（洗う）"を語源とするように体の汚れのみならず怒りや不安、迷いといった心の汚れをさっぱりと洗い流してくれるところに特徴があります。数多くある精油の中でも、世界中で、またわが国で最も多く使われている秘密は、抜群の知名度や誰からも愛される清楚な香りだけでなく、幅広い領域にわたるオールマイティーな効果と安心して使える刺激の少なさにあるといえます。

▶ レモン

【学名】*Citrus limon*
【科名】ミカン科
【使用部位】果皮
【主要成分】*d*-リモネン、シトラール
【おもな作用】消化器系機能亢進、中枢神経系（脳）機能亢進、免疫賦活、抗菌
【適応】認知症の脳の活性化・予防（P.104）
【レシピ】消臭アロマスプレー（P.97）脳の刺激用アロマ芳香浴（P.106）
【概要】レモンの鋭さを伴ったフレッシュな香りは心身をリフレッシュし、体全体から発せられる気（生命エネルギー）を高める働きがあります。フルーツとしてのレモンはカリフォルニアやフロリダ産が有名ですが、精油ではイタリアのシシリー産のものが香気がすぐれているとして知られています。

▶ レモングラス

【学名】*Cymbopogon citratus*
【科名】イネ科
【使用部位】葉部
【主要成分】シトラール、シトロネラール、ゲラニオール、リナロール
【おもな作用】消化器系機能調整、中枢神経系（脳）機能調整、抗菌、防虫
【適応】認知症の脳の活性化・予防（P.104）、虫除け（特に蚊）
【レシピ】消臭アロマスプレー（P.97〜）水虫予防・ケア（P.115〜）
【概要】レモングラスはわが国ではタイ料理のスープなどに用いられるハーブとしての知名度が高く、その名が示す通りやや土くさいレモンフレーバーが特

徴です。リフレッシュを基本としますが、適度に落ち着きをもたらすはたらきもあるため車の運転などに向くことから"ドライバーの精油"と呼ばれています。また防虫効果（特に蚊よけ）を目的に芳香浴で用いられます。

ローズ

【和名】バラ
【学名】*Rosa damascena*
【科名】バラ科
【使用部位】花部
【主要成分】フェニルエチルアルコール、ゲラニオール、シトロネロール、ネロール、リナロール、ローズオキサイド、ダマセノン
【おもな作用】緩和、高揚、ホルモン分泌調整、抗不安
【適応】不安、悲嘆、メランコリー
【概要】ローズは、精油1kgを得るのに花弁が3トンから4トンも必要になるとされるためジャスミンと並んで最も高価な精油のひとつとして知られています。ローズは女性性の肯定やセクシャリティーの回復としてアロマテラピーの分野でもたいへん貴重な精油として知られています。

ローズマリー

【和名】マンネンロウ
【学名】*Rosemarinus officinalis*
【科名】シソ科
【使用部位】葉部
【主要成分】α-ピネン、1,8-シネオール、カンファー、ベルベノン、ボルネオール
【おもな作用】中枢神経系（脳）機能亢進、消化器系機能調整、血液循環促進
【適応】認知症の脳の活性化・予防（P.104）、便秘（弛緩性）（P.122）、肝機能の低下（P.122）、動脈硬化（P.123）、関節リウマチ（P.124）、血行不良、低血圧
【レシピ】脳の刺激用アロマ芳香浴（P.106）
【概要】ローズマリーはラテン語の「海のしずく」を語源とし、"若返りの

ハーブ"として知られています。これはこのハーブが持つ抗酸化作用（老化防止作用）とともに血液循環を促進し、記憶力や集中力を高めるといった心身両面にわたるはたらきを言い表しているといえるでしょう。

▶ ローマンカモミール

【和名】ローマカミツレ
【学名】*Anthemis nobilis*
【科名】キク科
【使用部位】花部
【主要成分】アンゲリカ酸エステル、チグリン酸エステル
【おもな作用】鎮静、緩和、鎮痙
【適応】かゆみ対策（P.112）、便秘（P.122）、緊張、不安、筋肉痛
【概要】カモミールにはジャーマン種とローマン種があり、ハーブティーでは味が飲みやすく消炎作用に優れたジャーマン種がよく用いられます。その一方、アロマセラピーではリラックス作用に優れたローマン種の精油が肩凝り、腰痛や生理痛などによく用いられます。

▶ 和ハッカ（和薄荷）

【学名】*Mentha arvensis*
【科名】シソ科
【使用部位】葉部
【主要成分】ℓ-メントール、メントン
【おもな作用】消化器系機能調整、中枢神経系（脳）機能亢進、消炎、鎮痛、鎮痙
【適応】清潔・衛生管理の消臭対策、感染症予防（P.96〜）、頭痛（P.124）、筋肉痛、集中力低下
【レシピ】消臭アロマスプレー（P.97）アロマ手指清潔ジェル（P.98）脳の刺激用アロマ芳香浴（P.106）
【概要】ペパーミントの精油の主要成分であるℓ-メントールはペパーミントよりも和ハッカの方に多く含まれています。そのため和ハッカは清涼感に富んだ力強いメントール臭が楽しめます。

❸ 介護に役立つ植物療法に使う素材

> **チェックポイント**
> 介護に役立つ植物療法を実践するために用いる材料を確認しましょう。

▶ クロモジウォーター

クロモジの木の、葉・枝部を蒸留した芳香蒸留水。主な芳香成分はリナロールで、抗菌作用と消炎鎮痛作用にすぐれ、不安や痛みを鎮めます。独特の香りで人気を博しています。

▶ ローズウォーター

ブルガリア産のダマスクローズの摘みたての花弁を蒸留した芳香蒸留水。香り立ちがよいのが特徴です。そのまま弱酸性化粧水としても使用することも可能です。

▶ マカダミアナッツ油

マカダミアナッツの種子から採取した植物油です。
皮膚への刺激が少なくなじみやすいことと、酸化しにくいことが特徴です。

▶ ホホバ油

ホホバの種子から採取した液体ワックス（ロウ）です。
酸化しにくい、肌にさらっとしてべたつかない、浸透性に優れる、保湿力に富むなどの性質があります。
ただしロウ類であるため、気温がおよそ5度以下になると白く凝固することがあります。このような場合には手であたためると液体に戻ります。

▶ 白色ワセリン

白色ワセリンはパラフィン系の軟膏基剤で酸化に強く、皮膚に浸透しないのでバリアーとなります。皮膚表面からの水分の蒸発や外部からの刺激を遮断し、保湿効果と共に患部の治癒を促します。

▶ ミツロウ

ミツロウはミツバチの巣から得た天然のロウ物質です。軟膏やクリームの基剤として用いることができます。

▶ マリナジェル

マリナジェルは天然の海藻から抽出・精製された高分子多糖類「アルギン酸」100%のジェル素材です。冷水によく溶け、なめらかな感触のジェルをつくることができます。

▶ 無水エタノール

エタノールを99.5％以上含む無色澄明の液体です。芳香浴用スプレーやチンキ剤の基剤に用います。

▶ ウォッカ

穀物を麦芽やライムギの麦芽で糖化し、発酵させて蒸留した酒です。チンキ剤の基剤として使います。

▶ 精製水

蒸留、ろ過、イオン交換などの手法を経て純度をあげた水です。ローション剤などを作るときに基剤として用います。

巻末資料　植物療法の基礎知識

Ⅰ. 植物化学成分について

❶ 植物化学成分の生合成

　植物は、太陽の光・二酸化炭素・水を用いて、様々な有機化合物を生合成します。1次代謝では、人間にとって三大栄養素と呼ばれる、炭水化物・タンパク質・脂質を合成し、2次代謝で様々な植物化学成分を作り出します。

❷ 植物化学成分の種類

1) アルカロイド

　中枢性の鎮静・鎮痛・興奮作用等があり、多くの医薬品の原料に用いられます。コーヒーやマテに含まれるカフェイン、ケシに含まれるモルヒネ等です。

2) フラボノイド

　植物色素として、遊離または配糖体として植物に広く存在します。鎮静、鎮痙、発汗、利尿、緩下、血管保護、抗アレルギー、抗酸化作用等があります。

3) タンニン：タンパク質を固める働きがあり、収れん作用や下痢を止める作用があります。

4) テルペノイド

- 精油：芳香植物の香りの本体である揮発性の芳香物質で、様々な薬理作用があります。
- ステロイド：フィトステロールがあり、コレステロールの吸収を抑える働き等があります。
- サポニン：水に沈めると泡を出す成分で、界面活性作用を有します。
- カロテノイド：黄色、橙色、紅色の脂溶性の天然色素で、抗酸化作用等があります。

5) ビタミン・ミネラル：ハーブにはビタミン・ミネラルが豊富なものがあります。

　　　例：ローズヒップ（ビタミンC、E、リコピン、β-カロテン）

マテ（ビタミンB、C、カルシウム、鉄、カリウム）

6) **植物酸**：酸味を持つ水溶性の成分です。

　　例：レモン（クエン酸）・クランベリー（キナ酸）・ハイビスカス（ハイビスカス酸）

7) **油脂**（例）

中性脂肪	常温で液状のものを油（oil）〜植物油・不飽和脂肪酸が多い 常温で固体のものを脂（fat）〜動物油・飽和脂肪酸が多い

飽和脂肪酸と不飽和脂肪酸（例）

	脂肪酸	多く含む油脂
飽和	パルミチン酸	ヤシ油・オリーブ油
	ステアリン酸	牛脂
	ラウリン酸	ココナッツ油
不飽和	パルミトオレイン酸	マカデミアナッツ油
	オレイン酸	椿油・オリーブ油
	★リノール酸（オメガ6系）	ゴマ油・ヒマワリ油・大豆油・紅花油等
	★α-リノレン酸 （オメガ3系）	亜麻仁油・インカインチ油・ヘンプ油・エゴマ油・魚（サケ・イワシ・ブリ・サンマ）

★必須脂肪酸（体内で作ることができない脂肪酸で、体にとって重要な役割を持つもの）

8) **ロウ（ワックス）**

ホホバ油・ミツロウ等

Ⅱ．メディカルハーブの基礎知識と活用

1 ハーブの基礎知識

❶ ハーブについて

　ハーブは、生活に役立つ香りのある植物という意味で、料理・染料・ポプリ・ガーデニング等に活用され、健康管理や美容目的に活用する領域を<u>メディカルハーブ</u>ともいいます。

❷ ハーブの取り扱いの注意事項

1）ハーブの選び方

- 学名と使用部位の確認をしましょう。

　（例）タイム　学名：*Thymus*（属名）*vulgaris*（種小名）　使用部位：葉部
　　★学名は国際命名規約による世界共通の名称です。

- 食用・飲料用として活用する場合は、「食品」として販売されているものを選びましょう。
- 色、香り、味をチェックして、品質の良いものを選びましょう。

2）ハーブの保存方法

- 3原則を守りましょう：遮光・密封・冷保存
- ハーブをカットしたり粉末にすると酸化するので、そのままの形で保存し、使用するときに加工しましょう。
- 開封したら、1年以内に使い切りましょう。

❸ ハーブの安全性

1）有害反応：アレルギー反応・通経作用等

- アレルギー反応の可能性：キク科のハーブ（エキナセア・ジャーマンカモミール等）

『メディカルハーブ安全性ハンドブック 第2版』における安全性のクラス分類

クラス分類	内　容
クラス1	適切に使用する場合、安全に摂取することができるハーブ
クラス2	記載された植物含有成分の使用に関する資格のある専門家による特別な指示がない限り、以下の使用制限が適応されるハーブ 2a：外用のみ 2b：妊娠中に使用しない 2c：授乳期間中に使用しない 2d：注釈にあるような他の特定の使用制限がある
クラス3	資格のある専門家の監督下でのみ使用することができるハーブ

2）**医薬品との相互作用**

- セントジョーンズワート

  肝臓の薬物代謝酵素の働きを高め、医薬品の効果を弱める可能性があります。次の医薬品との併用注意（インジナビル・ジゴキシン・シクロスポリン・テオフィリン・ワーファリン・経口避妊薬）

- イチョウ

  血小板活性因子（PAF）を阻害する作用を持つため、ワーファリン等の血液凝固阻止薬と飲み合わせた場合には出血しやすくなる可能性があります。

『メディカルハーブ安全性ハンドブック 第2版』における相互作用のクラス分類

相互作用分類	内容
クラスA	臨床的に関連のある相互作用が予測されないハーブ
クラスB	臨床的に関連のある相互作用が起こりうることが生物学的に妥当であるハーブ
クラスC	臨床的に関連する相互作用が起こることが知られているハーブ

2 ハーブの活用法

❶ 健康づくりでのハーブ活用時の注意事項

- ハーブは医薬品ではないので、医療機関で治療を必要とする方の医薬品の代わりにはなりません。
- 服薬治療中の方は、ハーブと医薬品との相互作用に注意し、ハーブ製剤を使用する際は、医師に確認するとよいでしょう。

❷ ハーブの活用法の具体例

剤形	内容
浸剤	熱湯または水にハーブを浸して水溶性成分を取り出します（熱湯：温浸剤、水：冷浸剤）。花・葉等植物の柔らかい部位が適しています。
煎剤	ハーブを煎じて（煮出して）作ります。根・種子・皮等ハーブの固い部分の成分を抽出するときに使います。

チンキ剤	ウォッカ等のアルコールに浸して、植物の成分を抽出します（水溶性・脂溶性）。内用・外用で使えます。
蒸気吸入剤	ハーブをボウルに入れ熱湯を注ぎ、蒸気と精油等の揮発性成分を吸入します。
入浴剤	足浴・手浴・全身浴にハーブを活用します。天然塩とハーブを混ぜて、ハーブバスソルトとしても活用できます。
軟膏剤	ミツロウ等の軟膏基剤とハーブを漬け込んで成分を溶出させた植物油とで製し皮膚に塗布します。カレンデュラ油での軟膏等
ハーブビネガー剤	ハーブをお酢に浸して有効成分を取り出したものです。ドレッシングや炭酸割で飲料として活用できます。
ハーブハニー剤	ハーブをはちみつに浸して有効成分を取り出したものです。お湯割りにしたり、ハーブティーに入れて活用できます。

3 ハーブティのいれ方とブレンド法。

<いれ方のポイント>

- 温浸剤は、熱湯で抽出します（冷浸剤は常温で6～8時間抽出します）。
- 大きい葉や太い根は、使用直前に細かくします。
- お湯入れたら必ずふたをして、花や葉等は約3分、根や種子は5分以上抽出します。
- 茶こしでこしながら、最後の1滴まで使いましょう。
- 1杯200mlに対し、約3～5gの量です（ブレンドの場合は総計）。

※ただし、厳密に量る必要はありません。飲みやすさも考えて調整しましょう。

<効果的な飲み方>

- 症状に合わせて活用する場合は、1日3回毎食後に飲みましょう（食前が良い場合もあります）。
  質の良い眠りには、寝る1時間前くらいに飲むと良いでしょう。
- 香りを楽しみながらゆっくりと飲みましょう。

Ⅲ．アロマの基礎知識と活用

1 アロマの基礎知識

❶ アロマについて

- アロマテラピー（aromatherapy)とは：芳香療法といい、精油を活用します。
- 精油（エッセンシャルオイル）とは
  植物の花、葉、果皮、樹皮、根、種子、樹脂等から抽出した揮発性の芳香物質で有効成分を高濃度に含有しています。
- 精油は、主に水蒸気蒸留法・圧搾法・溶剤抽出法といった方法で抽出されます。
- 精油の体への作用ルート

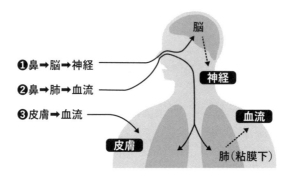

❷ 精油の効能

- 鎮静 ・鎮痙 ・抗菌 ・緩和 ・ホルモン調整 ・消炎 ・忌避（虫よけ）等
- 効能の具体例

  鎮静・鎮痙：クロモジ・ラベンダー・ローマンカモミール・ヒノキ

  緩和：イランイラン・オレンジ・ヒノキ・ユズ

  抗菌：ティートリー・ユーカリ・ラベンダー・ヒバ・モミ・ヒノキ等

  忌避：ゼラニウム・レモングラス

❸ 精油の取り扱いと注意事項

<精油の選び方>

- 学名と使用部位の確認をしましょう（ハーブと同様）。
- 100%天然のものを選びましょう。

- 遮光ビンで、1滴ずつ落とせるドロッパーつきのものを選びましょう。

<精油の保存方法>

- 3原則を守りましょう：遮光・密封・冷保存。
- 子供の手の届かない場所、火の気がない場所での使用や保管。
- 柑橘系は6カ月、その他は1年以内に使い切りましょう。

<注意事項>

- 内服や直接皮膚につけることは避けましょう。
- 外用する場合は、植物油などに希釈して1％濃度程度で使いましょう。精油の種類に関わらず1滴を0.05mlで概算します。したがって10mlの植物油に対して精油2滴の割合になります。10ml×0.01÷0.05ml＝2滴。
- 皮膚に使う場合は、パッチテストを行いましょう。
- 柑橘系の精油は光毒性に注意しましょう（皮膚に塗布後に紫外線を浴びると炎症を起こすことがあります）。
- 3歳未満のお子さんには、基本的に精油の使用はやめましょう。
- お子さん、妊娠中の方、高齢者への使用は注意が必要です。

2 精油の活用法の具体例

剤　形	内　容
芳香浴剤	精油を加温して揮発させたりミスト状に空気中に噴霧したりなどして空気中に香りを漂わせる方法です。
入浴剤	およそ50グラムの自然塩に精油4〜6滴を加えてバスソルトを作り入浴剤として用います。
蒸気吸入剤	熱湯に精油をたらして立ち上る蒸気と揮発成分を鼻から吸入します。
マッサージオイル剤	植物油に精油を1％濃度で希釈してマッサージオイルを作りマッサージして用います。
湿布剤	精油をたらしたお湯にタオルやガーゼを浸して湿布として用います。
ローション剤	アルコール（無水エタノール等）に精油を希釈し、さらに精製水を加えたものを外用で用います。
シャンプー剤	無香料の植物性シャンプーに精油1％濃度で希釈しシャンプーとして用います。

Ⅳ．手作りする際の注意事項

- 容器類は、使用前に煮沸消毒するか、消毒用エタノール等で消毒してから使いましょう。
- 手作りしたハーブ・アロマ製剤は、ご自宅で活用し、使用期限を守って活用しましょう（製造販売許可を取得せずに販売・譲渡などはできません）。
- 手洗い、手指消毒などで手を清潔にしてから作りましょう。

③ バッチフラワーレメディについて

　バッチフラワーレメディとは、植物から作られたフラワーエッセンスのことで、花の持つエネルギーによって、心のバランスを取り戻し、ストレスケアに役立てる自然療法です。

- 英国の医師・細菌学者・公衆衛生医でもあった、エドワード・バッチ博士によって1930年代に開発され、英国を中心に世界中で活用されています。
- 禁忌がなく、赤ちゃんからお年寄りまで、また動物にも幅広く活用できます。
- 38種類のフラワーレメディと、レスキューレメディの39種類があり、それぞれのメレディの指標にある「ネガティブな心の状態」の中から、今の自分の感情に一番近い物を選び（1～7種類まで）、飲むことで心のバランスを取り戻します。
- 1種類につき、各2滴（レスキューレメディは4滴）を直接舌に落とすか、水や飲み物に入れて、1日4回以上、2～3週間飲みます。

> 〈トリートメントボトルの作り方〉
> 30mlのスポイト付きボトルにミネラルウォーターを入れ、バッチフラワーレメディを1種類につき2滴入れます（レスキューレメディは4滴）。必要に応じて、7種類までブレンドすることができます。
> ＊痛みやすいので早めに使いきりましょう。

参考文献リスト

第1章

- 平成28年度版　高齢者社会白書、内閣府、2016
- 公益財団法人長寿科学振興財団：健康長寿ネット、
  https://www.tyojyu.or.jp/net/kenkou-tyoju/tyojyu-shakai/sekaiichi.html
  2016年12月参照
- 公的介護保険制度の現状と今後の役割、厚生労働省　老健局　総務課、2014
- 新訂版　介護保険制度のしくみがカンタンにわかる本、島津淳、監修・金田弘、編著、厚有出版
- ここが変わった！改正介護保険　サービス・しくみ・利用料がわかる本（2012～2014年度版）、川村匡由監修、自由国民社、2012

第2章

- 老人保健（1）理念と現状、公衆衛生学、中澤港、2011
- 厚生労働省 生活習慣病予防のための健康情報サイトe-ヘルスネット、
  https://www.e-healthnet.mhlw.go.jp/information/dictionary/alcohol/ya-032.html
  2016年12月参照
- フレイルの定義、荒井秀典、52巻・6号、2014：11、日本老年医学会雑誌
- 新体系　看護学全書　老年看護学①　老年看護学概論　老年保健、鎌田ケイ子・川原礼子編集、メジカルフレンド社、2006
- NPO法人日本ホリスティック医学協会、ホリスティック医学の定義
  http://www.holistic-medicine.or.jp/holistic/definition/　2016年12月参照
- 救急車を上手に使いましょう～救急車　必要なのはどんなとき？～、消防庁、2011
- 介護予防マニュアル（改訂版：平成24年3月）について、厚生労働省、2012

第3章

- 新・社会福祉士養成テキストブック　介護概論、澤田信子・西村洋子編著、ミネルヴァ書房、2008
- 第9回社会保障審議会福祉部会次第　資料2（社会福祉事業及び社会福祉法人について）

自立の概念等について、厚生労働省、2004
- 厚生労働省　障害保健福祉部、障害者の自立と社会参加を目指して、
http://www1.mhlw.go.jp/topics/profile_1/syougai.html　2016年12月参照
- マズローの基本的欲求の階層図への原典からの新解釈、廣瀬清人・菱沼典子・印東桂子著、No35、2009.3、聖路加看護大学紀要
- 医療における実践モデル考―「医学モデル」から「生活モデル」へ、杉山章子著、日本福祉大学社会福祉論集、第107号、2002、日本福祉大学社会福祉学部・日本福祉大学福祉社会開発研究所

第4章

①環境衛生と感染症予防
- 早引き　介護の感染症対応　ハンドブック、工藤綾子監修・著、2013
- 在宅ケア　感染予防対策マニュアル　改訂版、ICHG研究会編著、日本プランニングセンター、2005
- 施設内　感染症防止対策ハンドブック、山本俊幸監修、特別養護老人ホームなごやかハウス三条著、日総研、2002
- 平成24年度厚生労働省老人保健事業推進費等補助金（老人保健健康増進等事業分）介護施設の重度化に対応したケアのあり方に関する研究事業、高齢者介護施設における感染対策マニュアル、株式会社三菱総合研究所人間・生活研究本部編集・印刷、2013
- インフルエンザ（総合ページ）、厚生労働省、
http://www.mhlw.go.jp/stf/seisakunitsuite/bunya/kenkou_iryou/kenkou-kekkaku-kansenshou/infulenza/　2016年12月参照
- 感染性胃腸炎（特にノロウィルス）について、厚生労働省
http://www.mhlw.go.jp/bunya/kenkou/kekkaku-kansenshou19/norovirus/　2016年12月参照
- 疥癬とは、国立感染症研究所
http://www.nih.go.jp/niid/ja/jjid/392-encyclopedia/380-itch-intro.html
2016年12月参照

②認知症ケア
- アルツハイマー病の新たな診断基準、下濱俊、日本老年医学会雑誌50巻1号、2013：1
- 完全図解　新しい認知所ケア、河野和彦著、講談社、2013

- 認知症ねっと、若年性認知症とは、https://info.ninchisho.net/type/t50　2016年12月参照
- よくわかる　認知症ケア、杉山孝博監修、主婦の友社、2012
- 認知症疾患　治療ガイドライン2010（コンパクト版2012）、日本神経学会監修、「認知症疾患治療ガイドライン」作成合同委員会編集、医学書院、2012
- 公益社団法人　日本老年精神医学会　http://www.rounen.org/　2016年12月参照
- 日本認知症学会　http://dementia.umin.jp/　2016年12月参照
- くすりに頼らない認知症治療Ⅱ　非薬物療法のすべて、深津亮・斉藤正彦編著、株式会社ワールドプランニング、2009
- 認知症予防の10カ条、公益社団法人　認知症予防財団
  http://www.mainichi.co.jp/ninchishou/yobou.html
- 認知症ケア標準テキスト　改訂認知症ケアの実際Ⅰ：総論、日本認知症ケア学会編、株式会社ワールドプランニング、2011
- 治さなくてよい認知症、上田諭著、日本評論社、2014

③スキンケア
- 総説　皮膚の加齢変化、小林祐太著、基礎老化研究32(4)15-19、2008
- 特集　スキンケアのワザを極める！、ナース専科、2014年2月号
- 特集　褥瘡をつくらない！、ナース専科、2014年7月号
- 日本褥瘡学会、http://www.jspu.org/jpn/patient/index.html　2016年12月参照
- 褥瘡予防・管理ガイドライン（第3版）、日本褥瘡学会学術委員会ガイドライン改訂委員会　14(2)：165-226、2012、褥瘡会誌
- ナースが知っておくべきかゆみのケア、高島玉青・吉田秀美著、日本看護協会出版会、2004
- これからの創傷治療、夏井睦著、医学書院、2003

④心のケア
- 介護予防マニュアル（改訂版）について、第8章うつ予防支援マニュアル、資料8-1　高齢者のうつについて、厚生労働省、2012
- 認知症と見分けにくい「老年期うつ病」がよくわかる本、三村將監修、講談社、2013
- 知ることから始めよう。みんなのメンタルヘルス、厚生労働省
  http://www.mhlw.go.jp/kokoro/　2016年12月参照
- 総説　高齢者の不眠、小曽根基裕・黒田彩子・伊藤洋著、日本老年医学会雑誌、49巻3号、267-275、2012
- ワイル博士のうつが消える心のレッスン、アンドルー・ワイル著、上野圭一訳、角川書店、

2012
- タクティールケアとは、株式会社日本スェーデン福祉研究所　http://jsci.jp/
  2016年12月参照
- タクティールケア実践記録からみる効果の内容分析、小泉由美他著、日本看護研究学会雑誌、Vol.35、No4、2012。

⑤高齢者にみられる病気
- 生活機能からみた老年看護過程、山田律子・井出訓編集、佐々木英忠編集協力、医学書院、2008
- 図でわかる　エビデンスに基づく高齢者の看護ケア、後閑容子著、中央法規、2003
- 高血圧治療ガイドライン2014、日本高血圧学会高血圧治療ガイドライン作成委員会編集、日本高血圧学会、2014
- 特集　貧血：診断と治療の進歩　トピックス　Ⅱ．診断と治療の実際　8．高齢者の貧血、村井善郎著、日本内科学会雑誌　第88巻　第6号、p90-95
- e-ヘルスネット（情報提供）　8020運動とは、厚生労働省
  https://www.e-healthnet.mhlw.go.jp/information/teeth/h-01-003.html
  2016年12月参照

第6章

- ハーブと精油の基本事典、林真一郎著、池田書店、2010．
- アロマテラピー・ハーブ・バッチフラワーLesson、林真一郎、林サオダ著、主婦の友社、2013．
- 臨床で活かせるアロマ&ハーブ療法、林真一郎著、南山堂、2015．
- メディカルハーブの事典　主要100種の基本データ、林真一郎著、東京堂出版、2016
- メディカルハーブ安全性ハンドブック第2版、米国ハーブ製品協会（AHPA）編　ゾーイ・ガードナー、マイケル・マクガフィン編著、小池一男監修、林真一郎・渡辺肇子監訳、今知美翻訳：東京堂出版、2016．
- アロマの香りが認知症を予防・改善する、浦上克哉、宝島社、2014
- クリニカル・アロマテラピー〜よりよい看護をめざして、ジェーン・バックル著、今西二郎・渡邊聡子訳、フレグランスジャーナル社、2008
- クリニカル・アロマテラピー第3版　介護・福祉・医療の現場に活かす、ジェーン・バックル著、前田和久・岸田聡子・今西二郎監訳、フレグランスジャーナル社、2015

- 医療療養病床における精油の活用～老人性皮膚乾燥症・掻痒症に対するラベンダー使用例～、佐藤玲子・寺澤明子・土田祥子・浅井梨沙著、薬事新報N0.2711、2011
- 介護に役立つアロマセラピーの教科書、櫻井かずみ著、BABJAPAN、2014
- メディカルハーブ事典、ティエラオナ・ロウ・ドッグ、スティーブン・フォスター、レベッカ・ジョンソン、デビット・キーファー、アンドルー・ワイル著、日本メディカルハーブ協会日本語監修、関利枝子、倉田真木訳、日経ナショナルジオグラフィック社、2014

第7章
- ケアラー手帳、一般社団法人日本ケアラー連盟・NPO法人さいたまNPOセンター、2012
- About young carers. Carerstrust. https://carers.org/about-us/about-young-carers 2016年12月参照
- 介護疲れを軽くする方法　家族を介護するすべての人へ、NPO法人介護者サポートネットワークセンター・アラジン編著、河出書房新書、2012
- ケアの本質　生きることの意味、ミルトン・メイヤロフ著、田村真・向野宣之訳、ゆみる出版、1987
- 介護者の声いろいろ、（財）神戸在宅ケア研究所しあわせ訪問看護ステーション、2009
- 家族ケアを担う児童の生活に関する基礎的研究―イギリスの"Young Carers"調査報告書を中心に―、柴崎智恵子著、田園調布学園大学「人間福祉研究」、第8号、p125-p143、2005
- 平成23年度厚生労働省老人保健事業推進費等補助金　老人保健健康推進等事業　東日本大震災被災地のケアラー（家族など無償の介護者）の実態と今後のケアラー支援に関する調査研究事業、NPO法人介護者サポートネットワークセンター・アラジン、2012
- 平成24年度高齢者虐待の防止、高齢者の養護者に対する支援者等に関する法律に基づく対応状況等に関する調査結果、厚生労働省、2013．
- Camden cares service. Camden carers centre. http://www.camdencs.org.uk/ 2016年12月参照
- 薬を飲まない更年期の自然療法、リンダ・オジェダ著、森典子訳、保健同人社、1997
- 最新版　女性の医学大全科、女性の健康週間委員会、（社）日本産科婦人科学会、（社）日本産婦人科学会監修、主婦の友社、2010
- 女性の生き方を変える　更年期完全ガイド、C.ノースロップ著、坂本忍・工藤秀機監修、片山陽子訳、創元社、2004

あ と が き

グリーンフラスコ研究所
今　知美

　北海道で行政保健師、介護施設で看護師として勤めた経験から、現代医学のみによるアプローチに限界を感じ、グリーンフラスコに入社以降、心身の健康や介護・ケアラーケアにおける植物療法の実践と普及を様々な形で行ってきました。

　まず、一般の方や介護職・看護職・セラピストの方々に対し、「介護アロマ＆ハーブセラピスト養成コース」、「健康管理・介護予防とハーブ＆アロマ講座」や「植物療法ホームケア実践講座」「ハーブ＆アロマでストレスケア講座」等を実施しました。また、外部機関からの依頼を受け、介護者家族会・元気な高齢者の集まりの場・デイサービス利用者に対し、「健康づくりとハーブ＆アロマ」「認知症予防とハーブ＆アロマ」等のテーマで講座を行わせていただきました。外に出向くことで、アロマやハーブについてほとんど知らない多くの人々に対し、植物療法でのセルフケアについてお伝えできる貴重な機会となりました。

　外部機関との連携では、近隣の「地域包括支援センター／デイ・ホーム」に講師派遣を依頼し、グリーンフラスコでH26年から「認知症サポーター養成講座」をH28年までに計6回開催し、地域の方々に認知症や認知症ケアについて理解を広めるきっかけづくりを行うことができました。また、先方の施設内にあるデイサービスに、介護アロマ＆ハーブセラピストさん達を連れて、何度もアロマハンドケアのボランティアに訪れ、利用者・職員さんともに好評をいただきました。

　ケアラーケアに関しては、「NPO法人介護者サポートネットワークセンター・アラジン」から依頼を受け、保健師として約3年間、認知症の方や認知症介護者に対する支援の場で、相談やアロマハンドケアの提供、アロマクラフト作り等で関わらせていただきました。介護者の方の生の声を聴く貴重な場であり、アロマの香りがお元気な高齢者・認知症の方や介護者の方々にも癒しにつながるのが実感できる場でもありました。

さらに、練馬区で植物をツールに「人と自然、人と地域、人と人」との共生社会をめざし、園芸療法・園芸福祉療法・美容健康講座・美容クッキング講座等を福祉・介護施設や自分達の拠点で実践している「NPO法人自然工房めばえ」（めばえ）とのコラボ活動も行っています。H28年は、「めばえ」から講師を招き、園芸福祉療法実践講座を行い、介護・福祉の現場での園芸福祉療法の意義や実践方法等を講義いただくとともに、講座を通して、世田谷区の様々な町づくり活動に取り組んでいる団体とのつながりも持つことができました。今後、更なる連携を図る予定です。

　そして、千葉県で看護師兼アロマセラピスとして、訪問看護・介護施設・緩和ケア病棟等で活躍されている「Voix de Foret」代表の新川宏美さんを講師に招き、「高齢者アロマハンドケアの技術とコツⅠ～Ⅲ」も開催しました。新川さんからは、元気な高齢者〜重度要介護者・看取り期等の対象別に対し、豊富な経験をもとに、様々なケースに対するアロマケアの実際、注意事項や導入に向けてのアドバイスなどを教えていただけました。ケアを受ける側・提供する側ともに良い効果のあるアロマハンドケアは、これからも手軽にできるケアの一つとして、普及させていきたいと考えます。

　筆者自身も介護施設で看護師として働いた経験から、現場の大変さや植物療法よりも優先順位が高いことがたくさんあることは重々承知しております。しかし、植物療法を通して、セルフケア力やQOLの向上、認知症の周辺症状へのケア、ケアラーケア等に対し、日頃の健康づくりや介護の在り方を見直す機会となったり、何よりも自然と調和したライフスタイルを取り戻すきっかけになればと願います。

　最後に、編集・出版にあたり、薬剤師ライターの高垣育さん、東京堂出版の上田京子さんに大変お世話になりました。この場を借りてお礼させていただきます。

著者プロフィール

グリーンフラスコ研究所

医師、薬剤師や保健師、各種セラピストなどがチームを組んでエビデンス(科学的根拠)に基づいたハーブやアロマなどの植物療法の普及を進めている。介護領域では地域包括支援センターとのコラボや高齢者がいきいきと暮らせる場を創造するためのランドスケープデザインにも取り組んでいる。

林 真一郎 （はやし しんいちろう）

薬剤師、臨床検査技師。グリーンフラスコ㈱代表。東邦大学薬学部客員講師、日本赤十字看護大学大学院ほか非常勤講師。特定非営利活動法人日本メディカルハーブ協会 副理事長。
1959年東京生まれ。東邦大学薬学部薬学科卒業。
医師、薬剤師などと情報交換しながら統合医療における植物療法の普及に取り組む。

今 知美 （こん ともみ）

MPH、保健師、JAMHAハーバルプラクティショナー、バッチ国際教育プログラムレベルⅡ修了、メディカルヘルスコーチ。グリーンフラスコ研究所所属
1974年北海道生まれ。La Trobe大学公衆衛生学修士課程卒業。
行政保健師を経てオーストラリアに留学。帰国後、介護施設で看護師として従事し、グリーンフラスコ㈱入社。健康増進・疾病予防、介護やケアラーケアの分野において、公衆衛生学の視点を取り入れたIntegrated health（現代医学と補完代替医療法の両方のアプローチによるヘルスケア）の普及に取り組む。

本文イラスト…小山仁子

高齢者介護に役立つハーブとアロマ

2017年1月20日　　初版印刷
2017年1月25日　　初版発行

著　者	グリーンフラスコ研究所　林 真一郎／今 知美
編集協力	高垣 育
発行者	大橋 信夫
ブックデザイン	伊藤 貴広
印刷・製本	中央精版印刷 ㈱
発行所	㈱東京堂出版

http://www.tokyodoshuppan.com/
〒101-0051
東京都千代田区神田神保町 1-17
TEL 03-3233-3741　　振替 00130-7-270

ⓒShinichiro Hayashi, Tomomi Kon　Printed in Japan, 2017
ISBN 978-4-490-20958-7 C2047

東京堂出版の本　定価は本体価格＋税となります

メディカルハーブ安全性ハンドブック　第2版
AHPA 編著／小池 一男 日本語版監修／林 真一郎・渡辺 肇子 監訳／今 知美 翻訳
A4判●944頁●本体22000円
●メディカルハーブの安全性、医薬品との相互作用情報の集大成

メディカルハーブの事典　主要100種の基本データ
林 真一郎＝編　　B5判●224頁●本体3200円
●薬用植物を安全に活用する手引き

ベーシック アロマテラピーの事典
林 真一郎＝編　　A5判●268頁●本体2200円
●アロマテラピーの基礎を押さえた必携事典

日本のハーブ事典　身近なハーブ活用術
村上 志緒＝編　　A5判●272頁●本体2400円
●暮らしの中にある、身近な植物を楽しむ方法

日本のメディカルハーブ事典
村上 志緒＝編　　A5判●208頁●本体2800円
●日本の伝統的な植物療法と現代科学による検証・研究

入浴の事典
阿岸 祐幸＝編　　A5判●248頁●本体2800円
●毎日の入浴をからだに無理なく、安全、効果的に

ハーブとアロマの心理療法
山本 裕美＝著　　A5判●288頁●本体2400円
●生活に気軽に取り入れられる植物と心理学の知恵をやさしく紹介

介護に役立つ リハビリ・マジック
麦谷 眞里＝著　　A5判●272頁●本体2800円
●マジックを観る・演じることで運動能力、認識・認知・コミュニケーション能力を回復!!